新生児呼吸管理

ハンドブック

編集　長谷川久弥

東京医学社

著者一覧(アルファベット順, 敬称略)

長谷川久弥	HASEGAWA Hisaya	東京女子医科大学東医療センター新生児科
星名　　潤	HOSHINA Jun	長岡赤十字病院新生児科
兵藤　玲奈	HYODO Reina	安城更生病院小児科
稲員　惠美	INAKAZU Emi	静岡県立子ども病院リハビリテーション室
閑野　将行	KANNO Masayuki	埼玉県立小児医療センター新生児科
木原　裕貴	KIHARA Hirotaka	広島市立広島市民病院小児科
北村　　怜	KITAMURA Rei	東京女子医科大学東医療センター新生児科
小寺　孝幸	KODERA Takayuki	加古川中央市民病院小児科
小瀧　崇行	KOTAKI Takayuki	東京女子医科大学東医療センター臨床工学部
神山　寿成	KOUYAMA Toshinari	岐阜県総合医療センター新生児内科
熊澤　健介	KUMAZAWA Kensuke	東京慈恵会医科大学小児科学講座
溝上　雅恵	MIZOGAMI Masae	東京女子医科大学東医療センター新生児科
齋藤　香織	SAITOH Kaori	神奈川県立子ども医療センター新生児集中ケア認定看護師
佐々木綾子	SASAKI Ayako	山形大学医学部小児科
佐藤　雅彦	SATO Masahiko	東京女子医科大学八千代医療センター新生児科
篠田　麻里	SHINODA Mari	東京女子医科大学東医療センター新生児集中ケア認定看護師
菅波　佑介	SUGANAMI Yusuke	東京医科大学小児科
鈴木　　悠	SUZUKI Yu	東京女子医科大学東医療センター小児科
徳増　智子	TOKUMASU Satoko	倉敷中央病院小児科
鶴田　志緒	TSURUTA Shio	へんみ赤ちゃんこどもクリニック
内山　　環	UCHIYAMA Tamaki	大津赤十字病院新生児科
和田　雅樹	WADA Masaki	東京女子医科大学母子総合医療センター新生児医学科
和佐　正紀	WASA Masanori	東京女子医科大学東医療センター新生児科
山田　恭聖	YAMADA Yasumasa	愛知医科大学周産期母子医療センター新生児集中治療部門
山田　洋輔	YAMADA Yosuke	東京女子医科大学東医療センター新生児科
吉原　三惠	YOSHIHARA Mie	東京女子医科大学東医療センター新生児集中ケア認定看護師

序
「新生児呼吸管理ハンドブック」発刊にあたって

　新生児呼吸管理は日進月歩で，毎年のように新しい診断，管理，治療法が出てきています。呼吸管理の進歩が新生児医療の発展に果たした役割は大きく，児の予後改善にも大きな影響を及ぼしています。また，新生児呼吸管理は，急性期の集中治療から慢性期管理，在宅管理と幅広い側面を持っています。呼吸管理の選択肢が多い分，適応がわからない，うまくいかなかったときの次の選択肢がわからないなど，苦手意識を持っているスタッフも多いと思います。呼吸器のさまざまな換気モードやグラフィックモニタの見方など，ベッドサイドで確認したい事項も多くあります。本書では，蘇生の実際に始まり，呼吸管理の実際，人工呼吸器による呼吸管理，呼吸管理中のモニタリング，呼吸管理に有用な特殊検査，呼吸管理中のケアと続き，在宅呼吸管理に至るまで，臨床の場で必要な項目を網羅しています。本書はポケットに入るいつでも持ち歩けるハンドブックとして，ベッドサイドで見ながら，その場で実践できることを目標にしています。医師，看護師，臨床工学技士，理学療法士など，新生児医療にかかわるすべての人のためのハンドブックです。

　本書作成にあたりましては，医師，看護師，臨床工学技士，理学療法士の立場から，それぞれの部門の第一線で活躍するエキスパートに執筆をお願いしました。教科書的ではなく，実践にその場で使えるハンドブック作成を目指し，見てわかる，わかりやすい構成にしています。ぜひポケットに入れ，日々の呼吸管理に役立たせていただければと思います。

　最後に，多くの要望に誠実に答えてくださり，本書作成に導いてくださいました東京医学社　野村美香様，阿部美由紀様に深謝いたします。

2021年4月吉日

東京女子医科大学東医療センター新生児科
長谷川 久弥

新生児呼吸管理ハンドブック
contents

APRV	airway pressure release ventilation	気道圧開放換気
A/C	assist/control ventilation	補助 / 調節換気
BIPAP	biphasic positive airway pressure	二相式気道陽圧
CDC	Centers for Disease Control and Prevention	米国疾病予防管理センター
COPD	chronic obstructive pulmonary disease	慢性閉塞性肺疾患
CNS	coagulase-negative staphylococci	コアグラーゼ陰性ブドウ球菌
CCHS	congenital central hypoventilation syndrome	先天性中枢性低換気症候群
CPAP	continuous positive airway pressure	持続陽圧換気
CMV	conventional mechanical ventilation	人工換気療法
DPAP	directional positive airway pressure	呼気吸気変換方式持続陽圧
EtCO$_2$	End-tidal CO$_2$	呼気終末炭酸ガス濃度
Te	expiratory time	呼気時間
F$_I$O$_2$	fraction of inspiratory oxygen	吸入酸素濃度
HFNC	high flow nasal cannula	高流量鼻カニュラ
HFOV	high frequency oscillation ventilation	高頻度振動換気
HMV	home mechanical ventilation	在宅人工呼吸療法
Ti	inspiratory time	吸気時間
IMV	intermittent mandatory ventilation	間欠的強制換気
IPV	intrapulmonary percussive ventilator	肺内パーカッションベンチレータ
IVH	intraventricular hemorrhage	脳室内出血
MMV	mandatory minute volume	分時換気量保証
MAP	mean airway pressure	平均気道内圧
MI-E	mechanical in-exsufflator/mechanical insufflation-exsufflation	機械的咳介助
MAS	meconium aspiration syndrome	胎便吸引症候群
MRSA	methicillin-resistant Staphylococcus aureus	メチシリン耐性黄色ブドウ球菌
MSSA	methicillin-sensitive Staphylococcus aureus	メチシリン感受性黄色ブドウ球菌
MV	minute volume	
n-CPAP	nasal continuous positive airway pressure	経鼻的持続陽圧換気
NCPR	Neonatal Cardiopulmonary Resuscitation	日本版新生児蘇生法
NAVA	neurally adjusted ventilatory assist	神経調節補助換気
NPPV, NIPPV	noninvasive positive pressure ventilation	非侵襲の陽圧換気
PIP	peak inspiratory pressure	最大吸気圧
PPHN	persistent pulmonary hypertension of the newborn	新生児遷延性肺高血圧
PEEP	positive end-expiratory pressure	呼気終末陽圧
PC	pressure control	圧制御
PCV	pressure control ventilation	圧調節換気
PS	pressure support	圧支持
PSV	pressure support ventilation	圧支持換気
PAV	proportional assist ventilation	比例補助換気
PIE	pulmonary interstitial emphysema	間質性肺気腫
RDS	respiratory distress syndrome	呼吸窮迫症候群
RR	respiratory rate	換気回数
SIMV	synchronized intermittent mandatory ventilation	同調式間欠的強制換気
TV	tidal volume	1回換気量
VRCO$_2$	Ventilatory Response to CO$_2$	炭酸ガス換気応答試験
VC	volume control	量制御
VG	volume guarantee	換気量保証
VTV	volume target ventilation	量規定換気
WHO	World Health Organization	世界保健機関

A 蘇生の実際

1. NCPRに基づく呼吸管理

和田 雅樹

　出生直後の新生児は胎盤循環から肺循環に移行する必要があり，そのためには有効な呼吸が速やかに開始されなければならない。現在，NCPRに基づく心肺蘇生法が，わが国の標準的な新生児蘇生法として推奨され，普及している。出生直後の新生児に対しては，NCPRのアルゴリズム（図1)[1]に基づいた呼吸管理を行うことが重要である。

　蘇生の初期処置に対する反応を心拍数と呼吸の有無で評価し，心拍数が100/分未満か自発呼吸を認めない場合には，救命の流れ（アルゴリズムの下方）に進んで人工呼吸を開始する。それ以外の場合は呼吸の安定化の流れ（アルゴリズムの右方向）に進んでCPAPかフリーフロー酸素投与を行う。

適応

　NCPRの初期処置（保温，体位保持，気道開通，皮膚乾燥，皮膚刺激）を行っても有効な自発呼吸が出現しない，もしくは心拍数が100/分未満の場合には，児は二次性無呼吸（ポイント参照）に陥っている可能性が高く，速やかに（60秒以内に）人工呼吸を開始する。

　一方で，蘇生の初期処置を行った後に心拍数が100/分以上でかつ自発呼吸を認める場合には，児は一次性無呼吸（ポイント参照）の状態の可能性が高く，酸素化，呼吸状態がさらに安定するようにCPAPを行う。CPAPを行うことができない場合はフリーフロー酸素投与を行う。

　なお，初期処置は一次性無呼吸の治療であると同時に，人工呼吸の準備のための必

ポイント

- 出生直後の児においては呼吸の確立が最も重要で，有効な呼吸を認めない児においては生後60秒以内に人工呼吸を開始する。
- 一次性無呼吸は軽度の低酸素で呼吸が抑制された状態であり，心拍数や血圧は保たれ，気道開通や呼吸刺激によって呼吸は再開する。一方，重度の低酸素状態となると二次性無呼吸となり，高度徐脈と血圧低下をきたし，呼吸開始のために人工呼吸が必要となる。あえぎ呼吸は一次性無呼吸と二次性無呼吸の移行期に出現し，呼吸様の動きはあるが有効な換気ができていない状態である。

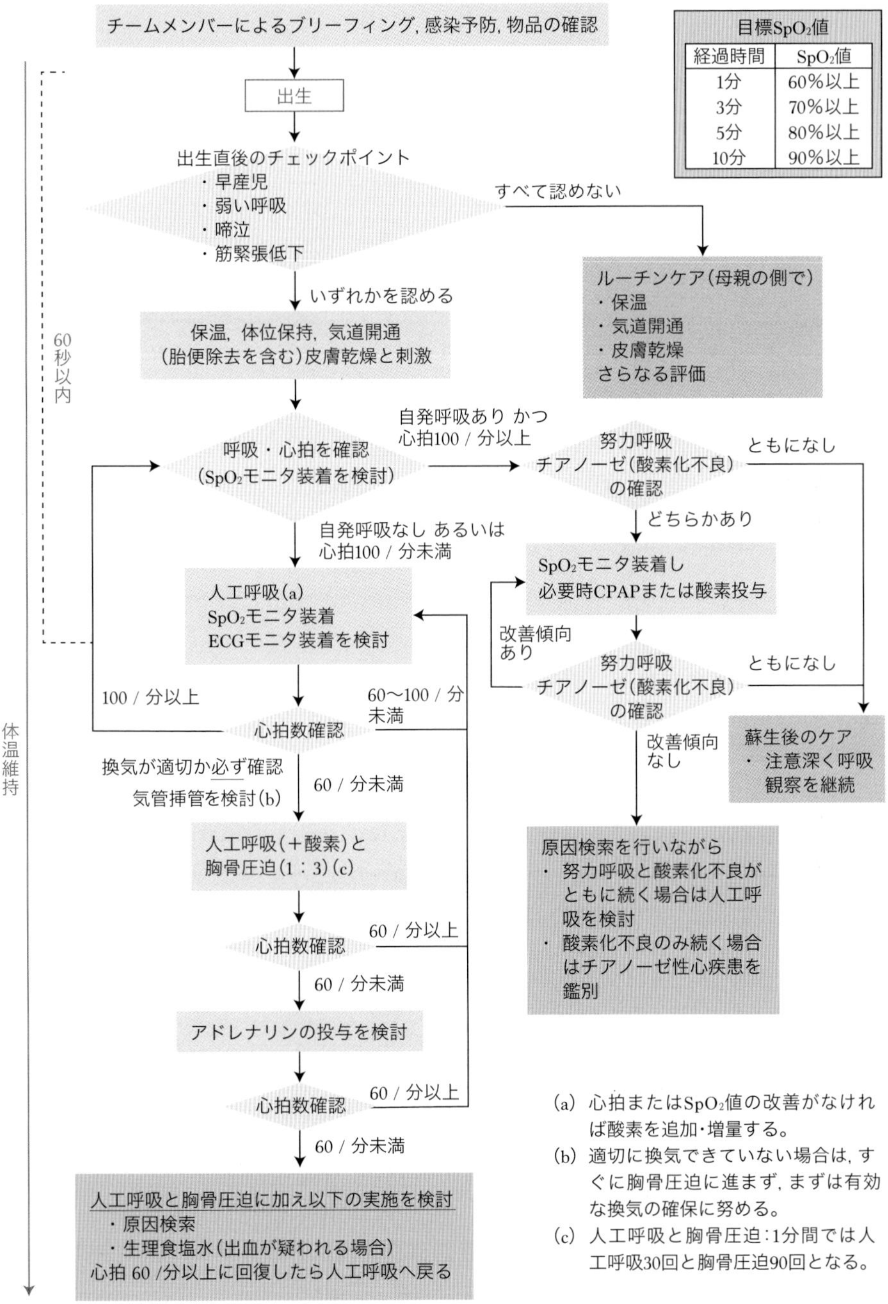

チームメンバーによるブリーフィング，感染予防，物品の確認

目標SpO₂値	
経過時間	SpO₂値
1分	60%以上
3分	70%以上
5分	80%以上
10分	90%以上

出生

出生直後のチェックポイント
・早産児
・弱い呼吸
・啼泣
・筋緊張低下

すべて認めない

ルーチンケア（母親の側で）
・保温
・気道開通
・皮膚乾燥
さらなる評価

いずれかを認める

保温，体位保持，気道開通
（胎便除去を含む）皮膚乾燥と刺激

60秒以内

呼吸・心拍を確認
（SpO₂モニタ装着を検討）

自発呼吸あり かつ
心拍100／分以上

努力呼吸
チアノーゼ（酸素化不良）
の確認

ともになし

どちらかあり

SpO₂モニタ装着し
必要時CPAPまたは酸素投与

自発呼吸なし あるいは
心拍100／分未満

人工呼吸(a)
SpO₂モニタ装着
ECGモニタ装着を検討

改善傾向
あり

努力呼吸
チアノーゼ（酸素化不良）
の確認

ともになし

100／分以上

60〜100／分
未満

心拍数確認

改善傾向
なし

蘇生後のケア
・注意深く呼吸
観察を継続

換気が適切か必ず確認
気管挿管を検討(b)

60／分未満

人工呼吸（＋酸素）と
胸骨圧迫（1：3）(c)

原因検索を行いながら
・努力呼吸と酸素化不良が
ともに続く場合は人工呼
吸を検討
・酸素化不良のみ続く場合
はチアノーゼ性心疾患を
鑑別

60／分以上

心拍数確認

60／分未満

アドレナリンの投与を検討

60／分以上

心拍数確認

60／分未満

(a) 心拍またはSpO₂値の改善がなけれ
ば酸素を追加・増量する。

(b) 適切に換気できていない場合は，す
ぐに胸骨圧迫に進まず，まずは有効
な換気の確保に努める。

(c) 人工呼吸と胸骨圧迫：1分間では人
工呼吸30回と胸骨圧迫90回となる。

人工呼吸と胸骨圧迫に加え以下の実施を検討
・原因検索
・生理食塩水（出血が疑われる場合）
心拍60／分以上に回復したら人工呼吸へ戻る

体温維持

図1 NCPR2020アルゴリズム

日本蘇生協議会：JRC蘇生ガイドライン2020，医学書院（近刊）[1]／日本蘇生協議会：JRC蘇生ガイドライン2020（ド
ラフト版） https://www.japanresuscitationcouncil.org/wp-content/uploads/2020/12/60bc5b2facde74d8faf20c0
db8147637.pdf [2]

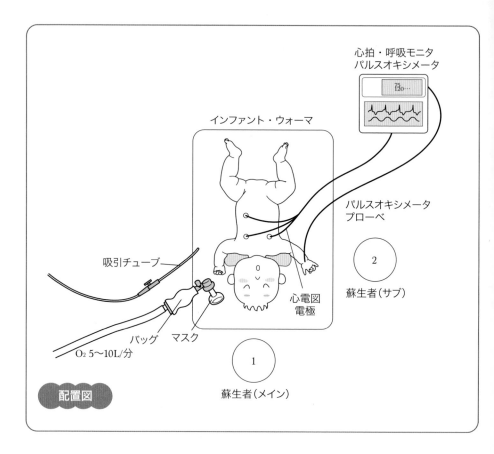

須の処置でもある。蘇生適応のある出生直後の児に対しては，速やかに確実な初期処置を行い，その後の心拍，呼吸状態によって，適応があれば遅滞なく人工呼吸を開始する。

準備

1. ブリーフィング

　母体の既往歴・合併症・妊娠経過・分娩時の状態(在胎週数，児の推定体重，その他リスク因子)を共有する。飛沫感染予防を含めた感染防護対策に関しても確認する。重症な児の蘇生ほど個々の蘇生技術に加えてチームパフォーマンスが重要になるため，蘇生の担当を決め，以下に述べる蘇生物品の確認を行い，しっかりとブリーフィングを行ったうえで出生に立ち会うようにする。

2. 初期処置の準備

開放式保育器(インファント・ウォーマ，ラジアント・ウォーマ)のスイッチを入れ，保温を開始する。早産児においては，プラスチックラップや保温されたリネンや帽子を準備する。

吸引装置は事前に吸引圧を33 kPa(100 mmHg)を超えないように調整し，実際に蒸留水を吸引して動作を確認する。

蘇生者は児の頭側に立って処置を行うため，蘇生者から見て右側にパルスオキシメータのプローベを配置しておく。

臍帯処置用のクリップ，臍帯剪刀は，処置の際に児に触れないように，児の足側，もしくは別の台に清潔な状態で置いておく。

3. 人工呼吸の準備(図2)

フェイスマスクを用手換気用のバッグに装着し，フェイスマスクのクッションの柔軟性をみて，密着できる状態か確認する。酸素(または空気)を流しながら，用手換気用のバッグを実際にバギングして動作を確認する。その際，ポップオフバルブ，リリーフバルブなどの付属装置の動作確認も行う。実際に酸素・空気を流してフローを確認し，ブレンダの酸素濃度を初期値に設定しておく。

自己膨張式バッグを使用する場合は，リザーバーも準備する。

Tピース蘇生装置では吸気圧とPEEPを事前に調整しておき，装置が正常に作動す

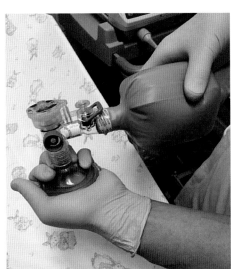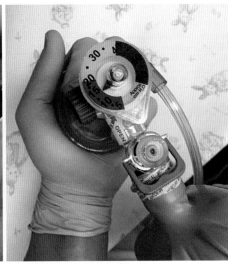

図2　人工呼吸の準備(流量膨張式バッグの場合)
フェイスマスクをバッグに装着し，マスクのクッションを確認する。さらにフェイスマスクを密着した状態でフローを流し，バッグの膨らみ，バッグの感触，ポップオフバルブやリリーフバルブ，マノメータが正常に作動することを確認する。

ることを確認する。

　気管挿管の物品，準備に関しては「A-3.
気管挿管」の項を参照。

物品

1）初期処置の物品（図3）

- ・開放式保育器（インファント・ウォーマ，
  ラジアント・ウォーマ）
- ・全身を包める大きさのリネン 2枚以上
- ・ハンドタオル 数枚（肩枕，皮膚乾燥用）
- ・吸引装置：吸引器，吸引チューブ（正期産
  児では 8 ～ 10Fr，早産児では 6 ～ 8Fr，
  胎便性羊水混濁時には 10 ～ 14Fr，バルブ
  シリンジも有効）
- ・パルスオキシメータ（モニタ，プローベ）
- ・心電図モニタ（モニタ，心電図電極）
- ・プラスチックラップ，保温用の帽子など
- ・臍帯クリップ，臍帯剪刀

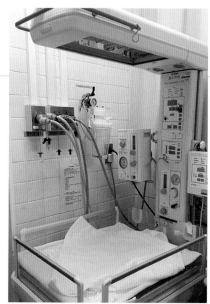

図3　初期処置の物品

2）人工呼吸の物品（図4）

- ・フェイスマスク（児の顔の大きさに合わせたサイズ）
- ・用手換気用バッグ（流量膨張式バッグ，自己膨張式バッグ，Tピース蘇生器）

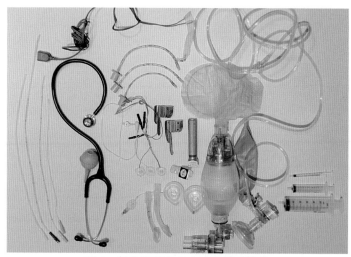

図4　新生児蘇生の人工呼吸の物品

- 酸素チューブ
- 酸素配管(酸素ボンベ)
- 可能であれば空気配管(空気ボンベ)，ブレンダ，マノメータ，呼気CO_2検出器
- ラリンジアルマスク
  気管挿管の物品，準備に関しては「A-3. 気管挿管」の項を参照。

治療の実際

1) 蘇生の適応と初期処置

　蘇生の適応は，①早産児か，②自発呼吸があるか，③筋緊張が低下しているか，の3項目で判断し，いずれかに当てはまった場合は蘇生のステップに入り，アルゴリズム(図1)[1]に則って蘇生処置を行っていく。

　蘇生のステップに入った場合はまず初期処置として保温し，皮膚を乾燥し，スニッフィングポジションをとらせ，吸引を含めた気道開通を行い，呼吸が弱い場合は皮膚刺激を行う。その後に心拍数と呼吸状態を評価し，救命の流れに進むか，呼吸の安定化の流れに進むかを判断する。この際，パルスオキシメータ(脳の酸素化を評価するために右手にプローベを装着)と心電図を装着し，以後，連続的にモニタリングできるようにするとよい。

2) 初期処置後の呼吸管理(図5)

　救命の流れ(アルゴリズムの下方)に進んだ場合は，在胎35週以上の児では空気で，それ未満の児では低濃度(30%前後)酸素を用いて，40〜60回/分のペースで人工呼吸を行う。胸郭が十分に上がる有効な人工呼吸を行うことが重要である。有効な人工呼

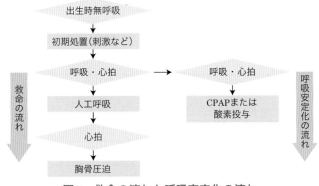

図5　救命の流れと呼吸安定化の流れ

　出生直後の新生児においては，初期処置後の心拍数が60/分未満でも，まず人工呼吸を行う。肺でのガス交換が行われないと低酸素状態が改善しないため，胸骨圧迫よりも人工呼吸が優先される。

吸が行われた場合，まず児の心拍数が上昇し，続いて自発呼吸が出現し，筋緊張が改善していく。有効な人工呼吸が行えない場合，まず体位保持，気道吸引，フェイスマスクの装着確認を行う。それでも胸郭の動きが不十分な場合には換気圧を上げるが，より確実な人工呼吸のためには気管挿管を行うとよい。なお，気道開通が難しく，気管挿管が困難な場合，2 kg以上の児においてはラリンジアルマスクの挿入も検討される。

　一方，呼吸の安定化の流れ（アルゴリズムの右側）に進んだ場合は努力呼吸（呻吟，多呼吸，陥没呼吸）の有無と酸素化（SpO_2の値もしくは中心性チアノーゼの有無）を評価する。努力呼吸と酸素化不良のどちらかを認めた場合は，SpO_2モニタを装着したうえで，酸素化，努力呼吸の状態に応じて必要時にCPAPまたは酸素投与を行う。CPAPの場合は在胎35週以上の児では空気で，それ未満の児では低濃度（30％前後）酸素で開始する。

　その後も児のSpO_2の値に基づいて酸素濃度を調整していく。

　人工呼吸の方法に関しては「A-2. マスク＆バッグ」の項を参照。

エビデンス（GRADEシステム）

・早産児に対する出生直後の人工呼吸時の酸素濃度：35週未満の早産児の蘇生開始時には，高濃度（65〜100％）酸素で開始しないことを推奨する。低濃度（21〜30％）酸素を用いて蘇生を開始することを推奨する（強い推奨，中等度のエビデンス）[2]。

・仮死のない新生児の体温管理：仮死のない新生児の入院時の体温は，すべての在胎週数の児の死亡率と有病率の強い予後予測因子である。入院時の体温は，医療の質の指標であると同時に結果の予測因子として記録すべきである（強い推奨，中等度のエビデンス）。仮死のない新生児の体温は出生後入院を通して36.5〜37.5℃に維持することを推奨する（強い推奨，非常に弱いエビデンス）。

引用文献
1)　日本蘇生協議会：JRC蘇生ガイドライン2020，医学書院（近刊）
2)　日本蘇生協議会：JRC蘇生ガイドライン2020（ドラフト版）https://www.japanresuscitationcouncil.org/wp-content/uploads/2020/12/60bc5b2facde74d8faf20c0db8147637.pdf

参考文献

1) Perlman JM, et al：Part 7：Neonatal Resuscitation：2015 International Consensus on Cardiopulmonary Resuscitation and Emergency Cardiovascular Care Science With Treatment Recommendations. Circulation 132：S204–S241, 2015
2) 細野茂春監：日本版救急蘇生ガイドライン2015に基づくNCPR新生児蘇生法テキスト，メジカルビュー社，2016
3) 田村正徳監訳：AAP/AHA新生児蘇生テキストブック第2版，医学書院，2019

- アルゴリズムに則った迅速で確実な蘇生を行うためには，看護スタッフの協力が欠かせない（蘇生チームとして有機的に蘇生にあたることが重要）。
- 新生児病棟における児の急変時においても，NCPRのアルゴリズムに則って蘇生を行う。ただし，呼吸停止，酸素化不良が主な蘇生適応となり，初期処置での皮膚乾燥は不要となるため，まず気道開通や呼吸刺激などの初期処置を行い，それでも呼吸が再開しない場合は遅滞なく有効な人工呼吸を開始する。

2. マスク＆バッグ

木原 裕貴

　新生児蘇生において，最も重要な手技のひとつがマスク＆バッグである。換気用のバッグ，装置はいくつか種類があり，それぞれの特徴を理解することも大切であるが，自施設の設備で確実に施行できるよう，手技に習熟することが最も大切である。適切なマスクの選択，正しいマスクの装着，体位の調整，バギング圧の調整が必要であるが，確実に行うことができれば90％以上の新生児仮死の児を助けることができる。

適応

　NCPRは全国各地における講習会のおかげで広く浸透しているが，その講習会において最も重要とされている手技のひとつがマスク＆バッグによる人工呼吸である。無呼吸や心拍数100/分未満の徐脈を認める場合，遅くとも生後60秒以内に人工呼吸を行うことが重要とされており，そのためには正しいマスク＆バッグを冷静に行う必要がある。確実な人工呼吸を行うことで新生児仮死の90％以上は蘇生可能である。

準備

・換気用のバッグ，装置

・フェイスマスク

・酸素ブレンダ

　出生前の情報をもとに，蘇生を行う処置台に準備をしておく。

物品

1)換気用のバッグ，装置

(1)自己膨張式バッグ(図1)

　ガス供給源が不要のため，ブレンダの設備がない場所でも施行可能である。病院外，災害時，超緊急時の使用に適している。過剰加圧防止弁が付いているため，一定の圧以上はかからず，経験の少ない蘇生者でも比較的安全に使用できる(図1A)。しかし閉鎖型酸素リザーバーを使用しないと高濃度酸素供給はできず，フリーフロー酸素の投

与には適していない。呼気終末陽圧（PEEP）を実施するためには特別な弁が装着されたバッグが必要である（図1B）。

(2)流量膨張式バッグ（図2）

　ガス供給源からの酸素濃度でそのまま投与できるため，高濃度酸素投与や，フリーフロー酸素投与が可能である。マスクの密着が不十分だとバッグが膨らまないため，換気ができないが，マスクの気密性を素早く判断でき，バッグの手応えから肺の硬さを感じることができる。

　バッグの手応えからある程度の圧を予測することは可能であるが，思いがけず高圧での換気となってしまうこともあるため，圧マノメータの併用が望ましい。流量膨張式バッグに流す混合ガスの流量は5～10 L/分くらいが適量である。

(3)Tピース蘇生装置（図3）

　設置のため最も高いコストが必要であるが，PEEPをかけるのは最も容易であり，安全性も高い。流量膨張式バッグで適切な圧をかけられるようになるにはある程度の習熟が必要であるが，Tピース蘇生装置では経験が十分でない術者でも正確な換気が可能である。吸気圧の設定をあらかじめ決めておけば問題なく用手換気も可能であるが，吸気圧を変更したい場合にはある程度の習熟が必要である。蘇生の頻度が高く，習熟した医療者が多い施設の場合，肺の硬さの変化を感知しにくいという理由で流量膨張式バッグが選択されることもある。

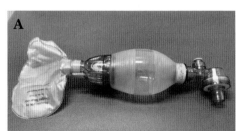
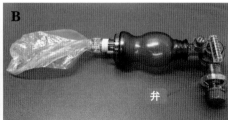

図1　自己膨張式バッグ
A：弁なし，B：PEEPを実施するための弁が装着されている。

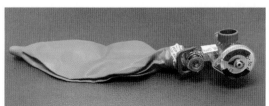

図2　流量膨張式バッグ　圧マノメータ付き

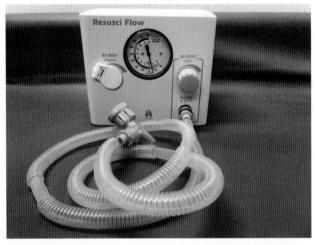

図3　Tピース蘇生装置

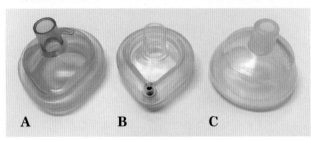

図4　フェイスマスク
A，B：解剖学的形状
C：円形

2) フェイスマスク(図4)

　適切なサイズのフェイスマスクを使用することが何よりも大切である。口と鼻を覆うが，眼球を圧迫しないサイズが適切である。大きいサイズのフェイスマスクを使用して眼球を圧迫してしまうと眼球を損傷する危険性があり，迷走神経反射を誘発して徐脈をきたすこともある。逆に小さいサイズのフェイスマスクでは口と鼻を覆うことができず，鼻を塞いでしまう可能性が高くなる。出生前の体重予測から適切なサイズのフェイスマスクをあらかじめ用意しておく必要がある。

3) 酸素ブレンダ

　過度の酸素投与は未熟児網膜症，新生児慢性肺疾患，頭蓋内出血，壊死性腸炎などとの関連が指摘されており，過剰な酸素投与を避けるために蘇生時には酸素ブレンダが必要である。自己膨張式バッグを用いてマスク＆バッグを行う場合のみ，ガス供給，酸素ブレンダの使用は必須ではない。成熟児の蘇生は空気を用いた陽圧換気が推奨されており，早産児でも酸素濃度30％での蘇生開始が推奨されている。胸骨圧迫が必要な

場合は速やかに酸素濃度を上げる必要があり，そのためにも酸素ブレンダは必要である。

処置の実際

1) 体位の調整

　マスク&バッグを必要とする新生児は筋緊張が低下していることが多いため，適切な体位を維持するのは難しいことがある。特に早産児では体温保持のためにプラスチックバッグやラップを用いることがあるため，ますます難しい。人形を用いた蘇生講習では身につかないところなので，実際の蘇生現場での修練が望まれる。マスク&バッグの実施者は頭部の保持しかできないため，介助者に体幹や肩のあたりを軽く持ってもらい，頭部と体幹がねじれないように保持すると体位の調整が行いやすい。

　肩枕を入れて頸部をわずかに進展させ，匂いをかぐ姿勢（スニッフィングポジション）をとらせると気道確保がしやすい。この場合，耳と肩の上面が一直線状になるよう調整する。

　頭部と体幹をねじらないこと，適切な高さの肩枕を使用することが大切である。

2) IC クランプ法（図5）

　フェイスマスクを当てる際，親指と人差し指でCの字をつくり，中指で下顎を保持して持ち上げるように密着させる。マスクを確実に密着させようとするあまり，フェイスマスクを児の顔に強く押し付けてしまいそうになるが，実際は軽めに押さえ中指による下顎の保持を意識することで密着は得られる。人形を用いたICクランプの練習では強めに押し付けないとうまくいかないことがあるが，実際の蘇生現場での経験を

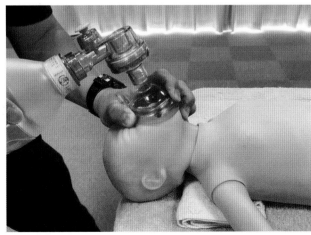

図5　ICクランプ法
中指で下顎を保持している。

増やしてできるだけ強く押し付けない方法を身につけたい。

3）バギング

　換気回数は 40 〜 60 回/分（胸骨圧迫を同時に行う場合は 30 回/分）で，換気圧は 20 cmH₂O を目安に行う。出生直後で自発呼吸がない場合，低めの圧では十分換気できず，20 〜 30 cmH₂O 以上の高い換気圧と長めの吸気時間を必要とすることがある。適切な換気ができているかどうかは胸郭の動きとバイタルの変化で確認する。自己膨張式バッグを使用する場合，フェイスマスクの密着が不適切でもバギングは可能であるが，換気ができているかどうかの確認は必須である。Tピース蘇生装置を用いる場合，Tフローバルブの穴を指先で押さえるだけで設定した吸気圧をかけることができる。換気圧の調節を手の感覚で行う必要がないため，体位調整と IC クランプの確実な施行に集中することができる。その場合も胸郭の動きで吸気圧の調節が必要かどうかの評価は必要である。

4）マスク＆バッグ後の対応

　マスク＆バッグを 30 秒間実施したら，自発呼吸，心拍数を確認する。心拍数が 60/分未満であれば，胸骨圧迫の適応である。ただし，適切な換気が行われていない場合は，換気確認を行う。マスクの密着，スニッフィングポジション，気道閉塞につながる分泌物の有無，適切な換気圧，酸素濃度，供給ガスの流量，器具の破損などを再確認する。

さらにもう一歩

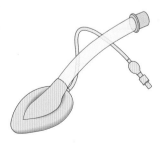

　在胎 34 週以上の新生児において，マスク＆バッグでの換気がうまくいかない場合，また陽圧換気がうまくいかず気管挿管ができない特殊な状況の場合はラリンジアルマスクエアウェイ（図6）の使用も考慮される。気管挿管と違い，新生児にとって利益が得られる可能性がある場合には，医師以外でも使用することができる。あらかじめ使用経験を積んでおく必要がある。

図6　ラリンジアルマスクエアウェイ

3. 気管挿管

木原 裕貴

　適切なマスク&バッグで蘇生が可能なことがほとんどであるが，確実な気道確保として，また蘇生や治療に用いる薬物投与経路として気管挿管が行われる。慌てないようにあらかじめ準備をしておくことが必要である。体位調整もマスク&バッグと同様非常に重要であるが，マスク&バッグとは少し異なる。喉頭展開時は横から見た角度をイメージできるかどうかがポイントで，角度を速やかに決められると非常にスムーズに気管挿管を行うことができる。

適応

　新生児蘇生を行ううえで，最も重視されるのが適切な人工換気である。通常はマスク&バッグにて行われるが，以下の場合，気管挿管の適応となる[1]。

1) 出生時のチェックポイントで蘇生が必要と判断された児のなかで，羊水が胎便で混濁し，胎便の気管吸引が気道開通のひとつの手段として有効と考えられた場合。

2) 有効な人工呼吸開始からおおむね30秒後になっても心拍数が100/分に満たない場合や，人工呼吸だけでなく胸骨圧迫も必要な状態が長時間続く場合。

3) 気管チューブを介して気管内アドレナリン投与を行う場合。

4) 先天性横隔膜ヘルニア，サーファクタント補充療法を要するRDSなどの特殊な病態が考えられた場合。

　つまり気管挿管には，確実な人工呼吸のための気道確保としての役割と，蘇生に際して薬物投与経路としての役割がある。

準備

・喉頭鏡(ビデオ喉頭鏡)

・気管チューブ

・呼気CO_2検知器

・その他

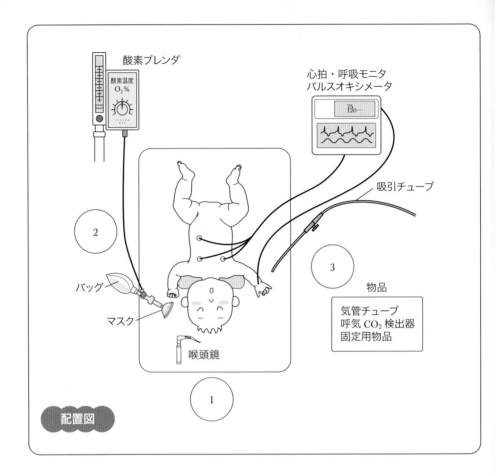

酸素ブレンダ

酸素温度
O₂%

心拍・呼吸モニタ
パルスオキシメータ

吸引チューブ

バッグ

マスク

喉頭鏡

物品

気管チューブ
呼気 CO₂ 検出器
固定用物品

2

3

1

配置図

物品

1) 喉頭鏡（ビデオ喉頭鏡）

(1) 従来の喉頭鏡

　従来の喉頭鏡は，術者が握るハンドル部分と，体内に挿入されるブレード部分から構成される。ハンドルは長さ・太さに違いがあり，スタンダードタイプ，ショートタイプ，コンパクトタイプがある。新生児への施術の場合，保育器内での使用を考慮すると短めのハンドルのほうが使いやすいが，好みの問題もあるため，さまざまなタイプを持ってみて使いやすいと思うもの，慣れているものを使用するのは問題ない。ブレードは曲型（主にマッキントッシュ型）と直型（主にミラー型）がある。曲型はその先端を喉頭蓋谷に入れて，喉頭蓋も見える状態で展開するが，直型はその先端で喉頭蓋を持ち上げた状態にする。新生児では直型を使用することが多い（図1）。サイズはNo.

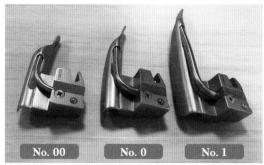

図1　喉頭鏡のブレード

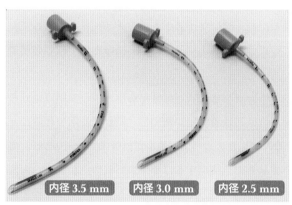

内径 3.5 mm　内径 3.0 mm　内径 2.5 mm　図2　気管チューブ

0（新生児用）, No. 00（低出生体重児用）を用いる。

(2) ビデオ喉頭鏡

　ビデオ喉頭鏡は, モニタ画面に映し出された声門部を見ながら気管挿管を行う器具である。術者以外の者も画面を共有できるため, 誤った操作を指摘しやすくなり, 教育としても有用である。いくつかの種類があるが, 新生児に使用する場合, 器具のサイズが大きすぎて使用しにくいことがある。体重が2,500 gを超える場合, ビデオ喉頭鏡の使用が可能となり, 従来の喉頭鏡よりも短時間で遂行でき失敗も少ないという報告がある[2]。今後ブレードのサイズバリエーションが増え, 低出生体重児にも使用可能になると広く普及する可能性がある。

2) 気管チューブ（図2）

　気管チューブの選択は児の体格に見合ったサイズにすることが大切である。適切なサイズのチューブとは, 声門を容易に通過し, チューブ内の抵抗が最小限となる太さのものであり, 児の体重から選択される。出生時の蘇生に使用する際は, 体重を測定

表　在胎週数・出生体重別の気管チューブの太さと挿入の深さ

体重(kg)	在胎週数(週)	チューブサイズ(mm)	上口唇からの挿入長(cm)
< 1.0	< 28	2.0または2.5	6.5 〜 7.0
1.0 〜 2.0	28 〜 34	2.5または3.0	7.0 〜 8.0
2.0 〜 3.0	34 〜 38	3.0または3.5	8.0 〜 9.0
3.0 <	38 <	3.5	9.0 <

するよりも先に気管挿管を行う必要があることが多いため，在胎週数や推定体重から推定される適切なチューブを出生前に用意する必要がある(表)。はじめに選択したチューブが挿入できないこともあるため，ワンサイズ小さめのチューブも用意しておく。また処置中に誤って落としてしまうこともよくあるため，複数本の用意も必要である。

　カフ付きチューブは気道損傷や声帯麻痺をきたす可能性から小児での使用は避けられていたが，近年は小児集中治療領域における使用が増加し，安全に使用できることが示されている。小児に使用できるカフ付きチューブは最小が内径3.0 mmである。カフなしチューブよりワンサイズ小さなものを使用するほうがよいため，新生児への使用は内径3.5 mmの気管チューブ挿入を考慮する児に限られる。現実的には出生時の蘇生の場面でカフ付きチューブを選択することは少ないだろう。

3)呼気CO_2検知器

　気管挿管の確認方法のひとつとして使用する。心拍のある新生児では臨床的評価よりも，より早く，より確実に確認できる。心停止などで肺循環が十分でない場合，気管挿管が正しく行われていても呼気中にCO_2が排出されず検知器の色調に変化がみられないので，注意が必要である。

4)その他

　吸引チューブ，聴診器，モニタ，タオルなどが必要であるが，すでに蘇生現場にはあるはずである。スタイレットは基本的に使用しないが，使うときにはスタイレットの先端をチューブ先端より先に出さないようにする。

処置の実際

　新生児蘇生の場面でビデオ喉頭鏡を用いる機会は，低出生体重児に使いにくい現時点ではまだ少ないと思われるため，従来の喉頭鏡を用いた気管挿管の方法を示す。

1）体位の調整

　マスク＆バッグの際と同様に，気管挿管を必要とする新生児は筋緊張が低下していることが多いため，適切な体位の維持は重要である。マスク＆バッグの際には肩枕を入れてスニッフィングポジションをとらせるが，気管挿管の際には反りすぎてしまうことがあるため，低めの枕を頭部に置くほうがよい。

2）喉頭展開

　左手で喉頭鏡を持ち，右手で開口する。その後ブレードを進めるが，比較的体重の多い新生児の場合，ブレードの幅が狭く，舌の圧排が難しいことがある。舌を左方に圧排したほうが視野はとりやすいが，舌の正中からまっすぐ引き上げるようにしたほうがよいときもある。舌を圧排しながらうまくブレードを進めることができたら，わずかにブレードを斜め前方方向（ハンドルが示す方向）に持ち上げて，ブレードの先端位置を調整する。ブレードの先端位置は喉頭蓋を押さえる場所とする。ここで釘抜きのように手前に回転をかけることは避ける。ブレードを持ち上げても声門が見えない場合は，左手の小指または介助者によって輪状軟骨を下方へ押さえると視野上方から声門が見えてくる。

3）チューブの挿入

　声門が見えたら視線をはずさないように介助者から右手にチューブを渡してもらい，右口角からチューブを進め，声門を確認しながら挿入する。声門が見えているのにチューブが挿入しにくいときがあるが，その場合は喉頭展開の角度が悪く，視線が地面に対して平行に近いことが疑われる（図3）。気管の向き，ブレードの向きが横から見て一直線になるようにイメージしてブレード角度を斜め前方に進めるように調整してみる。それでも挿入できないときはチューブをワンサイズ小さくする。チューブは声帯指標線が声帯の位置に入るまで挿入する。20秒以内に挿管できなければ再びマスク＆バッグで換気を行い，その後，気管挿管を再施行する。挿管後はチューブを左口角

> **ポイント**
>
> 　気管挿管の施行者は視野がとても狭くなるため，適切な体位がとれているか，ブレードの角度が適切かなどがわかりにくい。介助者は体位の保持のみならず横から見たブレードの角度を補正したり，輪状軟骨を押さえたり，持ちやすいように気管チューブを渡したりと，重要な役割があり，通常複数人必要である。役割分担をあらかじめ話し合い，イメージトレーニングをすることでスムーズな処置が可能となる。

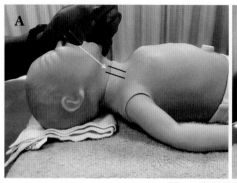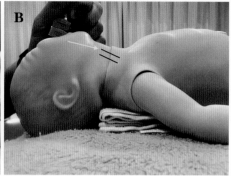

図3　喉頭展開時の角度

A（正しい）：気管の角度とブレードの向きがほぼあっており気管チューブはスムーズに挿入できる。
B（正しくない）：ブレードの角度が地面に平行すぎて，気管チューブの挿入は困難である。

に注意深く動かしてテープで固定する。

4) 挿管後の確認

　気管挿管後の確認方法はいくつかあるが，心停止をしていない限り呼気CO_2検知器による確認が最も信頼性が高く有用である。心停止状態であっても効果的な胸骨圧迫が行われると呼気CO_2検知器は反応する。また喉頭鏡を用いた直接視認も確認の信頼度は高いが，操作によりチューブ位置が変化し抜けてしまわないように注意しなければならない。呼吸音を両肺野で聴取し，胃部の上で聴取しないこと，換気時に胸部が対称的に動くこと，胃の膨満の進行がないこと，呼気時にチューブ内に水蒸気が認められること，心拍数とSpO_2の改善が得られることなども，挿管後の確認方法としてあげられる。単純X線でチューブ先端の位置が適正かどうかも確認しなければならない。

文献
1）　田村正徳監：日本版救急蘇生ガイドライン2010に基づく新生児蘇生法テキスト，改訂第2版，メジカルビュー社，84–96, 2012
2）　Sakurai Y, et al：Efficacy of the airway scope（Pentax-AWS）for training in pediatric intubation. Pediatr Int 57：217–221, 2015

B 呼吸管理の実際

1. 酸素療法

徳増 智子

　酸素療法とは，さまざまなデバイスを通して酸素を体内に吸入させることである。
低酸素状態になると心機能や脳へのダメージが危惧されるため，適切な酸素の使用
は短期および長期予後の改善に重要である。
　一方，特に新生児の蘇生現場では，高濃度酸素投与に伴う脳の有害な生化学的変化
や第一啼泣までの時間の延長などの問題が近年とりざたされている。また，低酸素血
症の陰に基礎疾患が隠れていた場合，安易な酸素投与で見た目の低酸素血症が改善さ
れてしまい，基礎疾患の発見や適切な加療が遅れることがあるため，安易な酸素投与
には注意が必要である。

適応

1) 低酸素血症に対して

　室内気でSpO_2変動を認める場合，酸素投与の開始を検討する。

　F_IO_2 0.4を超えるような，高濃度酸素投与が必要な低酸素血症や呼吸障害の増悪に対
しては，n-CPAPや挿管人工換気に切り替え，低酸素血症の原因を探ることが重要である。

2) 無呼吸発作に対して

　未熟児無呼吸発作に対して酸素投与を行うと，無呼吸予防効果が得られる。

　無水カフェインなどの呼吸中枢刺激薬やn-CPAP，HFNCなどのデバイスを組み合
わせて使用する。

3) 新生児の蘇生時

　過剰な酸素投与に伴う生体への傷害を予防するため，正期産児ではF_IO_2 0.21で蘇生
を開始することが推奨されている。しかし適切な初期処置でも中心性チアノーゼや努

> **ポイント**
> 　酸素投与は最も手軽に開始できる呼吸療法である一方，使用方法や使用量によって児
> に有効にも傷害にも働く可能性がある。酸素療法を開始する際は，今現在児がどのよう
> な状態であり，どのような目的で酸素を使用するのかを十分吟味しながらも，時期を逸
> せず開始することが重要である。

力呼吸が改善されない場合や，陽圧換気，胸骨圧迫を要する状況が続く場合には躊躇せず酸素濃度を上げる。

4)肺高血圧症に対して

　酸素は肺血管に対する強力な拡張因子であり，PPHNに対して100%酸素投与は治療の第一選択である。酸素投与を開始しながら鎮静や挿管人工換気，必要に応じて循環作動薬や一酸化窒素吸入療法を併用し，SpO_2が安定すれば血液ガスやSpO_2を目安に徐々に酸素濃度を低下させていく。

準備

・酸素投与のデバイスを準備

・パルスオキシメータ，心拍モニタ

・必要時は呼吸器や陽圧換気の準備，挿管準備，ルート確保の準備

物品

　後述の「検査/治療の実際」を参照

検査/治療の実際

1)保育器内酸素投与

　閉鎖型保育器へ酸素を放流し，器内を酸素濃度計でモニタリングする方法である。

　近年は保育器内の酸素濃度を設定することで酸素投与量を自動調整する高性能な保育器もある。保育器への酸素投与口に酸素を接続する場合には，加湿酸素ではなくドライな酸素を接続しないとフィルタが目詰まりを起こし，動作不良となることがあるため注意を要する。

2)酸素ヘッドボックス

　酸素ヘッドボックスは，マスクやカニュラを装着せずに，高濃度・高湿度の酸素を安定して投与することが可能である。閉鎖状態が保てないと酸素濃度が大きく変化するためヘッドボックス内の酸素濃度のモニタリングが必要である。また，ヘッドボックスの容量が小さいので児が排出した二酸化炭素が貯留し二酸化炭素の再呼吸による高CO_2血症となる可能性があり，必ず3 L/分以上の高流量で酸素投与を行う必要がある。

3) 鼻カニュラ

カニュラを使用し酸素投与を行う方法であり，全国のNICUで一般的に行われている酸素投与方法のひとつである（図1）。テープ固定などで確実に気道の近くに酸素投与を行えるが，周りの空気とブレンドされて既定のF_IO_2より吸入酸素濃度が下がること

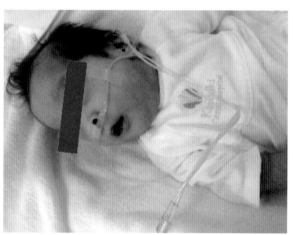

図1　鼻カニュラによる酸素投与

新生児蘇生，もしくは呼吸障害児の呼吸サポートを行う場合，陽圧換気とともに酸素投与を行うが，流量膨張式バッグ（図2）は酸素を接続しないとバッグが膨らまない反面，そのまま高濃度酸素投与が可能である。一方，自己膨張式バッグで吹き流し酸素を使用する場合，リザーバーを併用する必要があるため注意する。

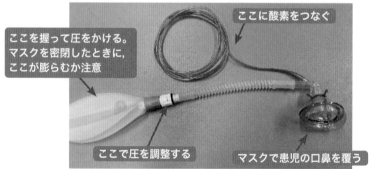

図2　流量膨張式バッグとともに使用する場合
吹き流し酸素/陽圧換気ともに使用可能である。

新生児・小児領域の酸素療法ではデバイスの選択も重要になる。

新生児領域でよく用いられる方法は鼻カテーテルであるが，成人と違い，酸素供給源が酸素を送らなくなったときに自分でカニュラをはずせない乳児にとって，両鼻に挿入する形の鼻カニュラは危険である。

近年，はじめから鼻に挿入する部分を付けず，素材を細く柔らかくしたカニュラも販売されている(図3)。万が一の場合，最低限周りの空気を取り込める配慮も含めたデバイスの選択が重要である。

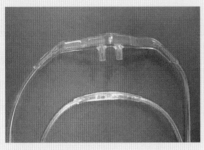

図3　アトム新生児用プロングレ
スカニューラ

があることに留意する。また鼻カニュラによる鼻腔の潰瘍などの褥瘡のリスクにもなるため皮膚状態の確認が必要である。さらに，加湿のかかっていない酸素を高流量で流すと鼻腔乾燥に伴う弊害が出現する可能性があるため，流量は 2 L/分以下に抑える必要がある。

4) 人工呼吸器と組み合わせて

人工呼吸管理中の児に，人工呼吸器と併せて使用する方法である。詳細は「C 人工呼吸器による呼吸管理」に譲る。人工呼吸器と併用して使用する際には，低酸素血症に対してむやみに酸素濃度を上げて対応するのではなく，呼吸器設定は適切か，低酸素血症の原因は何かを検討しながら適切な濃度の酸素を併用することが重要である。

5) フリーフロー酸素もしくはマスクCPAPと組み合わせて(新生児蘇生)

2010 年に「新生児蘇生法ガイドライン」が改訂され，正期産児への過剰な酸素投与に伴う生体への有害性が注目を集めるようになった。それに伴い正期産児では F_1O_2 0.21 で蘇生を開始することが推奨されている。

しかしながら，ルーチンケアを施行したのち努力呼吸および中心性チアノーゼが持続する場合はCPAPまたは酸素投与を開始し，状態によっては併用を検討する。また，胸骨圧迫を開始するような状況では高濃度酸素投与を併用することが推奨されている。

最近注目されているのが新しい酸素供給チューブの固定法である。Mini Whiskersは Salter Labs社が生産しているもので、患児の肌につけるシートは肌面が皮膚保護シート、表面がマジックテープになっている（図4）。患児の肌を清拭したのち皮膚保護シートを固定する。その上に、マジックテープ素材のシートを巻き付けた酸素供給チューブを張り付けて、マジックテープのオスメスで固定する方法である（図5）。

　患児の肌面に直接粘着テープを張る必要がなく皮膚保護になること、また、患児の体動により酸素チューブが動いても、シートの範囲内であれば固定され続けるのでずれがなく安定した酸素供給ができるメリットがある。

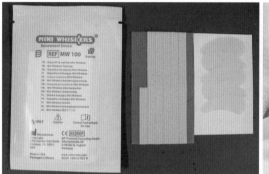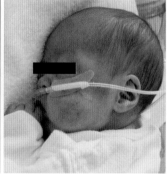

図4　新しいチューブ固定法―Mini Whiskers（Salter Labs社）

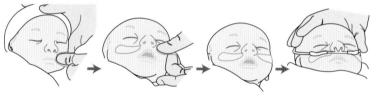

図5　固定手順

2. HFNC

High Flow Nasal Cannula

山田 洋輔

　HFNCは高流量，高加湿のガスを経鼻カニュラ（プロング）から投与する酸素療法である。正確な吸入酸素濃度の維持，適切な加湿による気道抵抗の低下に加え，解剖学的死腔のCO_2洗い出し効果，気道への軽度のPEEP効果が得られるという非侵襲的人工呼吸の特徴も有している（図1）。さらに，児の忍容性が高く，皮膚トラブルも少なく，看護ケアも行いやすい，という利点がある。n-CPAPの代替として利用できる優れた呼吸療法であるが，一方でPEEP効果の不安定さなどの注意点もあり，その特性を理解し，適した症例を選択することが重要である。

適応

　急性期においては，軽度から中等度の呼吸障害のある児に適応がある。早産児の抜管後の呼吸管理に用いることには，多くのエビデンスがある。初期治療としては，おおむね在胎30週以降の重度でない呼吸障害に対しては，HFNCが第一選択となり得る。在胎28週未満のRDSに対する出生直後からの使用は，まだはっきりしたエビデンスはない。呼吸障害が強い症例であっても，n-CPAPが装着できない症例には適応がある。皮膚トラブルでCPAP管理が続けられない児，修正週数が進みn-CPAPを安静に装着できない児，口唇口蓋裂の児などである。慢性期の呼吸管理においても，PEEP効果を期待して気道病変の児に使用することができる。

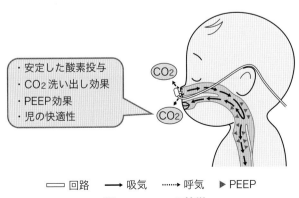

・安定した酸素投与
・CO_2洗い出し効果
・PEEP効果
・児の快適性

─── 回路　→ 吸気　┈┈→ 呼気　▶ PEEP

図1　HFNCの特徴

物品（デバイスにより異なる）

- 酸素，空気配管
- 酸素ブレンダ
- 加温加湿器，蒸留水
- HFNCデバイス（表1）

表1　HFNCデバイス

Optiflow™ junior	プレシジョンフロー®
簡便なデバイス（専用物品が少ない）	一体型デバイス
操作が簡単	デジタル表示で正確に設定
回路が軽い，プロング固定用パッド	高圧アラーム搭載
病棟で複数同時に稼働しやすい	ソロプロングなど種類が豊富

1）Optiflow™ Junior

　Fisher & Paykel Healthcare社のHFNCデバイスで，プロング以外は他の呼吸療法と共通の物品もある。現在使用されているのはOptiflow™ Junior 2というプロングである。酸素，空気配管に接続された酸素ブレンダに回路，加温加湿器，プロングを接続する。専用物品が少ないため，病棟内で複数稼働させることができる。回路が軽く扱いやすく，プロングを児の頬部に固定する専用パッドがある。空気配管がなくてもOptiflow™ Juniorのプロングが使用できる，AIRVO™というジェネレータもある。ただし，AIRVO™はXS（青），S（赤），M（黄色）などのNICUで頻用されるプロング（表2）は使用できない。

2）プレシジョンフロー®

　VAPOTHERM社のHFNCデバイスで，回路，加温加湿器が一体型になっている。デジタル設定のため流量などが正確に設定できる。回路の閉塞時などを知らせる回路内高圧アラームが付いている。プロングのバリエーションが豊富であり，ソロプロングという片方の鼻にのみ挿入するプロングがある。口唇口蓋裂や鼻唇溝，鼻中隔の皮膚トラブルがあり，片側にだけしかプロングを挿入できない症例では，よい適応である。

- 鼻プロング（表2，表3）

　各デバイスの専用プロングを用いる。体重や年齢などで，おおよそのプロングが決まっている。HFNCでは鼻から呼気を排出するために，鼻腔とプロングの間にリークをつくる必要がある。原則では鼻腔の50％程度までの太さを選択することになっているが，症例に応じてやや高い割合を許容することもある。

表2　Optiflow Junior™用プロング

サイズ展開(カラーコード)	酸素ブレンダ 流量(L/分)	AIRVO™ 2	体重(おおよその時期)
XS(青)	0.5 〜 8	―	0.5 〜 2.5 kg(23 〜 35週)
S(赤)	0.5 〜 9	―	0.9 〜 4 kg(27 〜 42.5週)
M(黄)	0.5 〜 10	―	1 〜 10 kg(28週〜 15.4か月)
L(紫)	0.5 〜 23	2 〜 20	3 〜 20 kg(37.5週〜 5.6歳)
XL(緑)	0.5 〜 25	2 〜 25	5 〜 30 kg(47.5週〜 12歳)

表3　プレシジョンフロー®用プロング

規格	カラーコード	サイズ番号	プロング外径(mm)	流量範囲(L/分)	回路の選択
シングルプロング 低出生体重児用〜乳児用	●	―	1.9	1 〜 8	LOW
低出生体重児用	●	1	1.5	1 〜 8	LOW
新生児用	●	2	1.5	1 〜 8	LOW
乳児用	●	3	1.9	1 〜 8	LOW
乳児用 L	●	4	1.9	1 〜 8	LOW
小児用 S	●	5	1.9	1 〜 20	LOW：1 〜 8LPM HIGH：5 〜 20LPM
小児／大人用 S	●	6	2.7	5 〜 40	HIGH
大人用	●	7	4.8	5 〜 40	HIGH

治療の実際

1) HFNCとn-CPAPの使い分け

　HFNCはPEEP効果やCO₂の洗い出し効果などがあり，非侵襲的人工呼吸としての特徴を持っていることから，n-CPAPの代替としても使用される。HFNCとn-CPAPの特性をよく理解し，症例を選択することが重要である(図2)。HFNCは児にとって快適であることやケアのしやすさなど利点も多いが，治療効果，特にPEEP効果についてはn-CPAPより不安定になりがちである。HFNCは鼻からのリークを前提としているためPEEP圧はn-CPAPより低くなることがある。また，低圧アラームは付いていないため，プロングが鼻腔からずれている，つまりPEEPが低下，またはかかっていない状況でも発見しにくい。以上から，PEEP効果をより重視する状況ではn-CPAPを選択し，呼吸障害が中等度または改善傾向となり，児の快適性などのメリットがより得られる場合には積極的にHFNCを選択する，ということになる。実際の使い分けとしては，HFNCで管理できそうな症例を選択したら使用してみて，その後のバイタルサイン，努

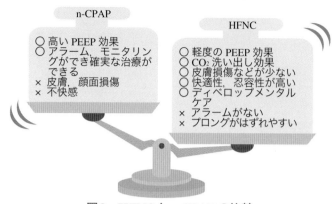

n-CPAP
○ 高い PEEP 効果
○ アラーム，モニタリングができ確実な治療ができる
× 皮膚，顔面損傷
× 不快感

HFNC
○ 軽度の PEEP 効果
○ CO_2 洗い出し効果
○ 皮膚損傷などが少ない
○ 快適性，忍容性が高い
○ ディベロップメンタルケア
× アラームがない
× プロングがはずれやすい

図2　HFNCとn-CPAPの比較

力呼吸などを評価し，継続可能か，n-CPAPへ移行（戻）したほうがよいかを検討することになる。HFNCで管理できる児にover treatmentをしない，n-CPAPで管理しないといけない児にunder treatmentをしない，という考え方が重要である。

2) HFNCの使い方

　HFNCを使用する在胎（修正）週数，（出生）体重の基準や，設定方法，離脱方法は統一が難しく，海外のエキスパートミーティングにおいても同意を得られていない。前述のHFNCの特徴を踏まえ，自施設の状況などと併せて総合的に判断し，各施設である程度の使用マニュアルを作成するとよい。以下の適応別使用では，これまでのエビデンスと使用例を併せて示す。

(1)気管挿管から抜管後の呼吸管理

　コクランレビューにおいて，修正28週以降の抜管後の児では，再挿管率などの点について HFNCはn-CPAPに劣っていない，という報告があり，国内でも頻用されている。われわれは多くの極低出生体重児に抜管直後はn-CPAPを使用し，室内気で管理できる程度の呼吸状態であれば，順次HFNCへの変更を検討する。設定は，流量は4 L/分程度，吸入酸素濃度はtarget SpO$_2$を達成できる濃度で開始し，バイタルサイン，努力呼吸の程度で調整する。HFNC使用時も呼吸障害が持続している場合は，流量を1 L/分ずつ上げる。プロングによっては8や9 L/分まで上げられるが，6 L/分を超える場合にはn-CPAPへの変更を考慮する。離脱は，流量を2 L/分程度まで下げてから開始する。離脱を試みる時期は，無呼吸が落ち着き始める修正33週以降が多い。われわれは栄養投与前1時間から離脱することが一般的で，バイタルサイン，努力呼吸，無呼吸

を指標にして1〜数日ごとに,栄養投与前2時間から離脱,適宜装着,全離脱へと進む。

(2)出生直後からの初期治療の呼吸管理

RDSに対する初期治療としてHFNCの使用が検討されているが,まだエビデンスには乏しい。ある研究では,修正30週未満,吸入酸素濃度30％以上であった場合には,HFNCによる初期治療は失敗しやすい,と報告されている。われわれは急性期にはしっかり圧をかけるopen lung strategyを重視しており,超低出生体重児の初期治療として使うことは少ない。それ以上の児で,それほど呼吸障害が強くないと判断した場合に初期治療として用いる。この場合は,設定流量2 L/kg/分程度で開始し,最大3 L/kg/分程度までで調節する。初期治療をn-CPAPで開始した場合のHFNCへの変更は,(1)の抜管時と同じように進める。数日はn-CPAPを行ってからHFNCを試みる,ということが多い。HFNCの離脱については,ある程度成熟が得られている場合は短時間離脱を経ず,はじめから全離脱とすることもある。

(3)気道病変の治療

HFNCのPEEP効果を利用して,喉頭軟化症,咽頭狭窄などの気道病変に対する治療として用いることができる。喉頭気管気管支鏡により気道病変を診断する際,HFNCで治療が可能か,実際に流量を調節しながら観察する(図3)。HFNC(室内気)で気道が開通し,SpO_2の連続記録解析を行い異常低酸素発作がない場合は,HFNCで治療を行う。定期的に喉頭気管気管支鏡,SpO_2連続記録解析で評価を行う。治療開始時は24時間HFNCを装着し,改善するに従い,夜間12時間装着,哺乳時のみ装着または呼吸管理終了,と漸減する。改善を認めない,または検査で異常所見を認める場合にはn-CPAPに変更している。われわれのデータでは,約60％の症例がHFNCのみで治療可能である。HFNCで治療できない症例もあるため,気道病変においてもHFNCに固執しすぎないことがポイントである。

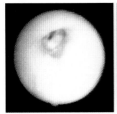 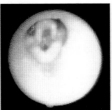 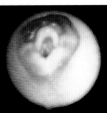 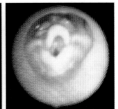

| 0 L/kg/分 | 1 L/kg/分 | 2 L/kg/分 | 3 L/kg/分 |

図3 気道病変に対するHFNCの効果
流量が増えるに従い咽頭の開通性が改善している。

PEEP効果を高めるために

　児にとって快適なHFNCをより多くの場面で使用できるようにするためには，HFNCのPEEP効果を高めることが重要である。HFNCのPEEP効果は，いくつかのコツによって現状より高めることや，安定化することができる。そのひとつは，プロングの選択である。われわれのシミュレーションでのデータによると，同じ流量であればプレシジョンフロー®のほうが圧がかかりやすく，Optiflow™ Junior 2のプロングは投与可能な最大流量が他のデバイスより大きく，その最大流量であればOptiflow™ JuniorはCPAPにも匹敵する圧がかかることがわかっている。体重，鼻腔の大きさから選択できるプロングのなかで圧がよりかかりやすいものを選択する。もうひとつは，プロングはずれを予防することである。プロングはずれが多いということは，治療できていない時間が長いということを意味する。HFNC使用中は1時間に1回プロングはずれの有無を観察し，記録を付ける方法がある。はずれやすい児では，プロングにテープを巻いてはずれを予防する(図4)。記録を付けることで，プロングはずれへの意識が高まるという効果もある。

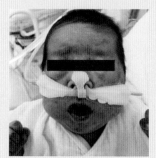

図4　プロングはずれ予防

HFNC(n-CPAP)の哺乳への効果

　長期に呼吸管理が必要な児では，経口哺乳が問題となる。HFNC(n-CPAP)下での経口哺乳は難しい，ムセを増悪させる，という考え方があるが，実際はHFNC(n-CPAP)を装着することで経口哺乳しやすくなる児が少なくない。早産や気道病変では，母乳・ミルクを飲み込むために必要な梨状窩が狭くなっているために経口哺乳ができない児がいるが，この場合はHFNC(n-CPAP)のPEEP効果によって梨状窩が広がることで，スムーズに経口哺乳できる(図5)。

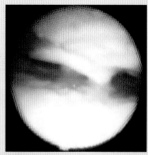
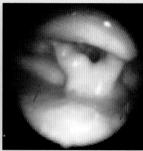

HFNCなし　　HFNCあり

図5　HFNCの哺乳に対する効果
矢印の梨状窩が，HFNC装着により大きく開大している。

非侵襲的人工呼吸管理としてのHFNC

　ここまで述べてきたようにHFNCは非侵襲的人工呼吸管理としても利用されている。現在，新生児における非侵襲的人工呼吸の選択肢としてはn-CPAP，HFNC，NIV-NAVAなどがある。NIV-NAVAについては「C-4．NAVA，NIV-NAVA」の項に詳細な記述があるが，n-CPAPに自発呼吸に応じて換気サポートが加わる呼吸管理法である。自発呼吸を生かし，児のしたい呼吸に対してサポートが適切に調整される呼吸管理法であり，治療効果はn-CPAP，HFNCより高いと考えられる。快適性などについては，n-CPAPに近く，HFNCに劣ると考えられる。HFNCは，治療効果はn-CPAPに近く，快適性は最も高い。NICUにおける呼吸管理の位置づけを，私見を交えてまとめた（図6）。それぞれの特徴を理解し，児に最も適した呼吸管理を行うことが重要である。

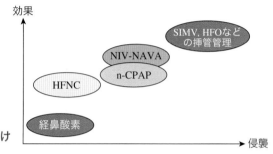

図6　HFNCの位置づけ

3.　CPAP，BIPAP

Continuous Positive Airway Pressure，Biphasic Positive Airway Pressure

熊澤 健介

　　新生児は呼吸障害を認めることが多い。新生児医療の歴史のなかで早産児の予後を劇的に改善させたもののひとつがBIPAPである。CPAPは一定の陽圧を気道に加えることで，①肺胞の虚脱を防ぐ効果，②機能的残気量を保つ効果，③無呼吸発作の予防効果がある。BIPAPでは二相性の陽圧を気道に加えることができる。出生後もしくは抜管後の呼吸補助に用いられることが多いが，喉頭軟化症などの気道疾患の治療としても用いられる。しかし，長期の装着による皮膚トラブルや顔面の変形などを認めるため注意して使用してほしい。

適応

　　主に大きく3つの場面で使用する。

1) 呼吸障害を認める児

2) 主に早産児の抜管後

3) 喉頭軟化症などの気道疾患の児

　　新生児の呼吸障害の症状には，鼻翼呼吸・多呼吸・呻吟・陥没呼吸があるが，それらの症状を認める児にはCPAP，BIPAPはよい適応である。しかし呼吸補助には限界があるため，呼吸障害が改善しない，もしくは増悪する場合は，躊躇せずに気管挿管による人工呼吸管理に変更する。機能的残気量の少ない早産児では抜管後のCPAP，BIPAPの有効性は高い。さらに無呼吸発作の予防にも働き，二相性のBIPAPを使用することで，さらなる効果が望める。新生児，乳児は気道の組織が脆弱なために吸気時に咽頭や喉頭が引き込まれる咽頭軟化症や喉頭軟化症を認めることがあり，哺乳障害や体重増加不良の原因となる。CPAPを使用することで咽頭や喉頭に陽圧がかかり，

ポイント　　呼吸障害の児にCPAP/BIPAPを用いる際，特に出生後の場合，装着後もしばらく呼吸状態を観察したほうがよい。努力呼吸が強い場合，その後に肺出血や気胸を起こし，さらには新生児遷延性肺高血圧症となることもある。CPAP/BIPAPで呼吸状態が改善しない場合は，速やかに気管挿管し人工呼吸管理を開始すべきである。

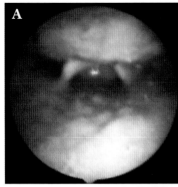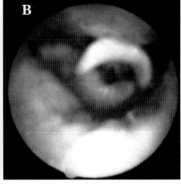

図1　上気道閉塞に対するCPAPの効果
A：CPAP（−），B：CPAP（+）

吸気時の組織の引き込みを防ぐ効果がある（図1）。

準備

・酸素・空気配管の確認

・心拍・呼吸モニタの装着

・適切な大きさの鼻カニュラ（マスクもしくはプロング）

・固定用のヘッドギア・ボンネット

・胃管（通常サイズとワンサイズ太いもの）と経腸栄養注入用シリンジ

　経鼻胃管であれば経口胃管への入れ替え，胃内容物の吸引

・注射用水・蒸留水（加温加湿器用）

物品

1）CPAP/BIPAP機器

　日本で多くみられるCPAP機器は，Infant Flow® SiPAP™（Vyaire medical社），SLE1000（SLE社），medinSINDI®（medin Medical Innovations社），medinCNO®（medin Medical Innovations社）などである（図2）。機器の種類はさまざまだが，一般的なCPAPの構造はほぼ同じである。呼吸器の全体像を接続図に示す。空気配管・酸素配管にそれぞれつなげ，呼吸器にガスが流れるようにする。ガスは呼吸器から加温加湿器に流れ，加温加湿されたガスが回路からジェネレータを通って鼻カニュラより児に流れる（図3）。吸気時に患児に供給され，呼気時に呼気チューブより空気中に排出され

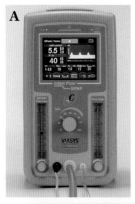

A

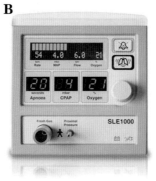

B

図2　国内で取り扱ってい
　　　るCPAP機器
A：Infant Flow® SiPAP™
　　（Vyaire medical社）
B：SLE1000（SLE社）
C：medinSINDI®（medin
　　Medical Innovations社）
D：medinCNO®（medin
　　Medical Innovations社）

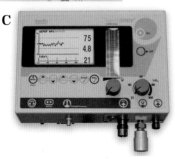

C

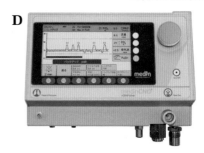

D

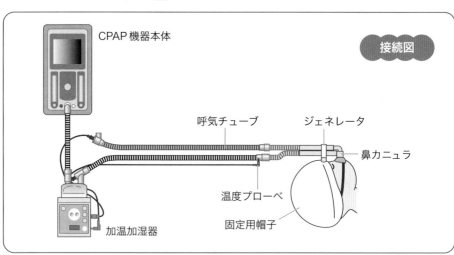

接続図

CPAP機器本体

呼気チューブ　　　　ジェネレータ

鼻カニュラ

温度プローベ

固定用帽子

加温加湿器

る。回路の途中に温度センサがつき，鼻カニュラの近くに圧センサのチューブがつく。

機種によっては，電源を入れると圧や酸素の較正が必要なため指示に従い較正する。

2) 鼻カニュラ

　大きく分けて2タイプある（図4）。鼻全体を覆うマスク型と鼻孔に差し込むプロング

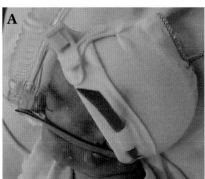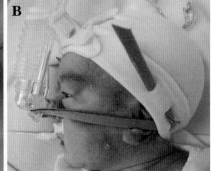

図3　CPAP装着後の様子

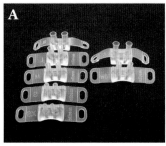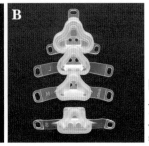

図4　鼻カニュラ
A：プロング，B：マスク
イワキ株式会社ホームページ https://
www.iwaki-kk.co.jp/iwaki/imed/
ncpap/nCPAP_medijet.html

型である。サイズは，超低出生体重児に使用できるものから大きな乳児にも使用できるものまである。児に合ったリークしないものを選ぶ。マスク型の場合は，小さいものを選ぶと少しのずれで鼻孔を塞いでしまう危険があるが，大きいものでは目にあたり損傷させてしまう可能性があるため適切なサイズを選ぶことが重要である。プロング型では，無理なく鼻孔にはまるものを選択する。小さいとリークの原因になり，大きいと鼻腔粘膜損傷の原因となる。

3) 加温加湿器

　加温加湿器は自動給水システムのものが多く，注射用水・蒸留水を使用する。注射用水はチャンバとの間でしっかりと高さを保つようにする。温度は37〜40℃に設定することが多い。

治療の実際

1) CPAP/BIPAP の設定（図5）

　CPAPには気道にかかる圧を，①流量で設定するタイプと，②圧を設定するタイプの2種類あるが，院内で使用するものは流量設定が多いため流量設定について説明す

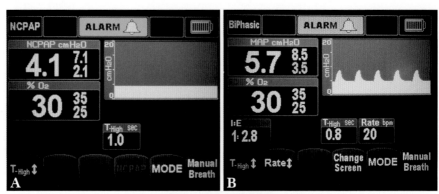

図5 実際の呼吸管理
A：CPAP, B：BIPAP

皮膚粘膜障害

　早産児では呼吸状態が安定するまで長い場合は数か月間CPAP/BIPAPを使用することがある。皮膚や組織が脆弱なため褥瘡や鼻腔粘膜障害を生じることがある。また，鼻カニュラを両側からバンドで固定するために顔が変形することもある。定期的に皮膚や粘膜・顔の形を評価する。皮膚粘膜障害の予防のために以下のことを気をつけたい。

　1) 常に適切な大きさの鼻カニュラを選択すること。

　2) 加湿器の設定を見直すこと。

　3) バンドが当たる耳介部分などはその場所をクッション材などで保護する。

　4) 呼吸状態が許すのであれば時間を決めてはずし，除圧を心がける。

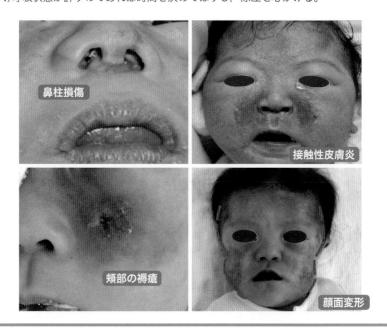

る。CPAPでは流量（圧）と酸素濃度を設定する。流量は4～5 cmH$_2$Oほどの圧になるよう調整する。機器や患児にもよるが8 L/分くらいの流量になることが多い。酸素はSpO$_2$をみながら適宜調整する。40％以上の酸素需要があるならば気管挿管による人工呼吸管理も考慮する。

BIPAPでは，上記に加えて吸気圧のサポートを決定する。機種にもよるが流量と吸気時間と換気回数を設定する。流量4.0 L/分ほど，吸気時間0.7～1.0秒，換気回数10～30回/分で開始する。吸気時間と呼気時間は1：2を超えないよう設定し，呼吸状態を観察して適宜設定を変更する。また機種によっては腹部に専用のセンサを装着したり，トリガを設定することで吸気に同調させることができる。

NICUではCPAPを使用する際，特殊な形状をしたDPAPを使用することが多い。DPAPはその形状から呼気時に患児から離れるようにフローが流れる。これにより呼吸仕事量が軽減すると考えられている。DPAPでも設定はCPAP/BIPAPと同様である。

2）加温加湿器

加温加湿器の設定は非常に重要である。加湿が少ないと鼻腔粘膜を損傷する危険があり，加湿が多すぎると回路内に水が溢れ，溺れてしまう危険が生じる。圧を測定するチューブ内に水が入るとうまく圧を計れなくなることがあるため，適宜観察して水を除去する。詳細は「B-4.　加温加湿」の項を参照していただきたい。

3）CPAP/BIPAP時の管理

鼻から多くのガスが児の体内に送り込まれるため，お腹が張りやすいことに注意したい。お腹が張ることで嘔吐や消化不良の原因になり得たり，横隔膜が押されて呼吸障害の原因ともなり得る。お腹が張らないよう，

1）ポジショニングを整える

2）必要であれば胃管を太くし脱気を促す

3）浣腸などで排便を促す

などして対応する。

電解質異常や甲状腺機能低下症などが隠れていることもあるため，注意する。

4）アラーム機能

低圧・高圧アラーム・酸素アラーム・無呼吸アラームなどがある。体動などにより鼻カニュラがずれると，圧がかからないためアラームが鳴る。アラームが鳴りすぎる場合は，アラームの設定を変更するか，カニュラの太さや呼吸器設定を変更する。

特殊なCPAP機器も近年注目されている。

1. バブルCPAP

CPAP機器と同様に加湿した定常流を流すが，呼気側先端部を水の中に入れることで，水圧分の持続陽圧がかかる機器である。さらに呼気側先端部からの水泡による細かい振動が加わる呼吸機器であり，水泡による圧力振動の効果がガス交換に寄与し，肺リクルートメント効果があると考えられているが明らかではない。CPAP/BIPAPとの比較では，早産児に対してほぼ同等の効果があると報告している文献もみられる。抜管成功率ではCPAP/BIPAPより良好な結果を示した報告もある。

2. Seattle-PAP

バブルCPAPの呼気側先端部を水面に対して135度傾けた機器がSeattle-PAPである。バブルCPAPに比べ振動時の1回換気量の増加を認め，より効果的であり努力呼吸を軽減するとの報告もある。

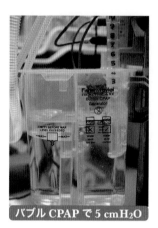
バブル CPAP で 5 cmH₂O

バブルCPAPは導入費用をかなり抑えられることが特徴である。最近では二相性の圧をかけられるバブルCPAPの開発も進んでいる。しかしバブルCPAPはアラームがないことに注意する必要がある。

バブル CPAP 模式図

4. 加温加湿

山田 恭聖

通常の自発呼吸では，鼻腔などの上気道を吸気が通る間に，自前の粘膜で加温加湿され下気道に吸入される。このため肺胞に到達するときには温度37℃，絶対湿度44 mg/dL，相対湿度100%の飽和水蒸気ガスが供給される。この状態であれば下気道粘膜は十分湿っており，線毛運動も健全である。しかし壁配管からの酸素や空気を利用する呼吸管理の場合，非常に乾燥したガスが直接肺に届くことになり，気道粘膜は乾燥し線毛運動が不十分となる。このため排痰がうまくできなくなり，呼吸器関連肺炎や慢性肺疾患の原因になってしまう。これを予防するために吸気ガスの加温加湿が必要となる。

適応（図1）

挿管下人工呼吸管理では壁配管からの乾燥したガスが呼吸器に供給されることに加え，本来自前の加温加湿装置である上気道を通る吸気は，粘膜と接することなく挿管チューブを通過する。挿管チューブ内は加湿されず加温のみされるため，高温低湿のガスが肺に供給されることになる。この場合，相対湿度は極端に低くなるため線毛運動の機能不全は深刻となる。このため挿管下人工呼吸管理中は加温加湿の絶対的な適応とな

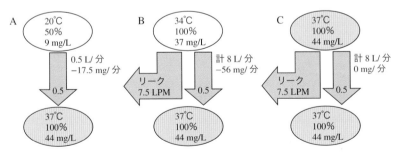

図1　n-CPAPやHFNCの加温加湿

A：自発呼吸
自発呼吸のガス分のみ上気道で加温加湿を行えばよいため17.5 mg/分の水分喪失となる。
B：n-CPAP/HFNC マスクモード
自発呼吸に加えリーク分も加温加湿を行う必要があるため，マスクモードでは最大56 mg/分の水分喪失となる。
C：n-CPAP/HFNC 挿管モード
挿管モードであれば，理論上水分喪失はない。

る。また非侵襲的な呼吸管理においても，通常は患児の分時換気量を超える流量で使用するため，自前の上気道粘膜の加温加湿能力を超えてしまう。したがってHFNC，n-CPAPなどの非侵襲的な呼吸管理においても吸気ガスの十分な加湿が必要となる。

準備

・保育器内の温度が極端に高くない場合，非加熱延長チューブは不要である。気道温度プローベをYピースになるべく近い位置に接続する。

・患児の呼吸管理をはじめる前に加温加湿器を十分に温めておき，少なくともチャンバ内部の結露が発生してから呼吸管理を開始する。

物品

わが国のNICUで人工呼吸管理中に使用されている加温加湿器は，MR850システム™（MR850，Fisher & Paykel Healthcare社）が多くを占める。MR850の加湿システムはいわゆるパスオーバー式といわれるもので，チャンバ出口温を体温と同等に設定し，チャンバ入口温（通常は室温に近い呼吸器から供給されるガス温度）との温度差により，チャンバ下のヒータープレートを温め，チャンバ内の水温を上げることで，その上を流れるガスを加湿するシステムである。

MR850には，チャンバ出口温と気道温度プローベ温度の組み合わせを機器のアルゴリズムによる判断で自在にコントロールする2つのシステムが搭載されている。

1)湿度コントロール：フローセンサによる流量測定とヒータープレートの仕事量の組み合わせにより，チャンバ入口と出口のガス温度差が小さいと判断した場合，段階的にチャンバ出口温を上昇させる。

2)結露コントロール：チャンバ出口温から気道温度プローベ温度を2℃以上熱線で上昇させられない環境と判断した場合，段階的にチャンバ出口温を下げていく。

また誤解のないようにしてほしいのが，MR850の前面に表示される温度は，チャンバ出口温か気道温度プローベ温度のいずれか低いほうであり，一律にどちらかの温度を表示しているというわけではない（図2）。

治療の実際

実際の加温加湿中の観察ポイントとしては結露の観察が極めて重要である。加温加

挿管モード

チャンバ出口温(a)	35.5	36.0	36.5	37.0 (0.0)	37.5	38.0 (1.0)	38.5	39.0 (2.0)	39.5	40.0 (3.0)
気道温度プローベ温度(b)	37.5	38.0	38.5	40.0	40.0	40.0	40.0	39.0	39.0	39.0

◀ 結露コントロール ▏▎▌ 湿度コントロール ▶

マスクモード

チャンバ出口温(a)	31.0 (0.0)	31.5	32.0 (1.0)	32.5	33.0 (2.0)	33.5	34.0 (3.0)
気道温度プローベ温度(b)	34.0	34.0	34.0	34.0	34.0	34.0	34.0

▢ 加温加湿器表示温度

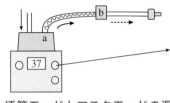

挿管モード

マスクモード

**図2 挿管モードとマスクモードの湿度コントロールと結露コントロールの
アルゴリズム**

MR850の「湿度コントロール」,「結露コントロール」は, 挿管モードとマスクモードで, このようなチャンバ出口温と気道温度プローベ温度の組み合わせで, 段階的な調整をしている。
オートモードのときには, ガス流量とヒータープレートの仕事量の組み合わせで加温加湿器が自動制御をする。括弧内はマニュアルモードの際の設定温度である。加温加湿器の小窓の温度表示はグレーに色付けされたほうの温度となる。

湿器を基本の設定で運転している場合, チャンバ出口から37℃ 100%で吸気回路に供給され, その後熱線吸気回路で40℃ 86%に, その後非加熱部分で冷やされ37℃ 100%で肺に供給されるというのが基本コンセプトである。このシステムの大前提は, チャンバを出てから肺に入るまで, 1滴の水分喪失もないということである。このため吸気回路内の過剰な結露は水分喪失を意味し, 至適なガスが肺に供給されていない証拠である。一方, チャンバ内の観察で結露が発生していない場合は, チャンバ出口ですでに加湿不足である(想定の相対湿度100%に達していない)。結露は場所によって原因や対策が異なるために, どこに結露が発生しているのかを注意深く観察することが重要となる。特に熱線吸気回路, 非加熱吸気回路, チャンバ内部の結露状況の観察が大切である。

1) 非加熱延長チューブ(熱線の入っていない吸気回路)内の結露の観察(図3)

非加熱延長チューブを使用している場合, 通常の設定ではチューブ内の温度低下は

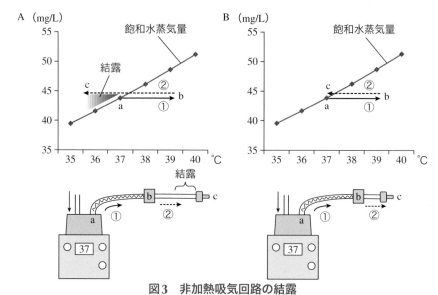

図3　非加熱吸気回路の結露

A：非加熱延長チューブを使用し，非加熱吸気回路が長い場合，b〜c間の温度低下により結露が発生する。

B：非加熱延長チューブをはずす，もしくは短くする場合，b〜c間の温度低下が抑えられ結露を減らすことができる。

3℃と想定されている。この想定を超えて温度低下が起こる場合，結露が発生する。この場合は非加熱延長チューブ周囲の温度（通常保育器温）が低いことが予想される。保育器温（環境温）が33〜34℃を下回ってきたら，非加熱部分をなるべく短縮し，気道温度プローベをYピース直近に接続する方策を講じる必要がある。

2) 加熱延長チューブ（熱線の入っている吸気回路）内の結露の観察

　加熱延長チューブ内の結露は，回路の管壁の温度低下に起因する。回路の管壁の温度が37℃を大きく下回ると，熱線周囲での結露はないが管壁内側に結露が発生してくる。管壁自体の温度低下は，外部からの対流熱喪失か輻射熱喪失によるものであるが，住環境が整ったNICUが多いわが国では，ほとんどの場合空調（エアコン）による対流熱喪失である。この場合には，熱線吸気回路を外からプラスチックラップやビニル袋で覆い，空調の風の向きをパーテーションなどで遮るなどの工夫が必要である。前述した「結露コントロール」が働いた場合，加熱回路での温度上昇2℃以上が実現できなくなると，チャンバ出口の温度設定を徐々に低下させる。しかしこれはNICUの環境温度が低い寒冷地を想定したものである。周囲からのエアコンなどによる対流熱喪失の

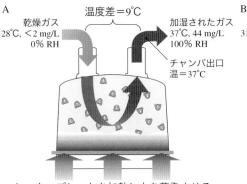
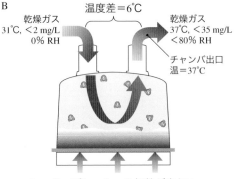

A

乾燥ガス
28℃, ＜2 mg/L
0% RH

温度差＝9℃

加湿されたガス
37℃, 44 mg/L
100% RH

チャンバ出口
温＝37℃

ヒータープレートを加熱し水を蒸発させる

B

乾燥ガス
31℃, ＜2 mg/L
0% RH

温度差＝6℃

乾燥ガス
37℃, ＜35 mg/L
＜80% RH

チャンバ出口
温＝37℃

ヒータープレートへの加熱が少ない

図4　チャンバ内での加湿不足

A：通常の適正状態
チャンバへ入るガスとチャンバから出ていくガスの温度差は9℃に保たれている。チャンバの下
にあるプレートの温まり具合はこの温度差のみに起因されている。チャンバの中の水は湯となり，
しっかり加湿し37℃，100％のガスがチャンバから出ていく。
B：チャンバに入るガスの温度が高い状態
チャンバへ入るガスとチャンバから出るガスの温度差が6℃と抑制されるので，ヒータープレー
トは温まらなくなり，チャンバの中の水の温度は下がる。このためチャンバの出口からは，温度
は37℃であるが乾燥したガスが出てくる。

場合，吸気回路の中心部の温度は保たれるので有効に機能しないことが多い。

3) チャンバ内の結露

　通常の人工呼吸管理では，チャンバの出口では温度37℃，相対湿度100％，絶対湿
度44 mg/Lになっているはずである（図4A）。しかし，近年のハイスペック呼吸器では，
呼吸器に搭載されているコンピュータ基盤の発熱やモーター（特に高頻度振動換気
（high frequency oscillation ventilation：HFOV運転時）の発熱により，呼吸器からチャ
ンバに供給されるガスの温度が上昇し，チャンバの入口温と出口温の温度差が抑制さ
れ，ヒータープレートの仕事量が減り，チャンバ内の水温が低下し，加湿効率が下が
ることがある。この場合チャンバ出口のガス温度は37℃であるが，相対湿度が100％に
達していないガスになる（図4B）。チャンバ出口ですでに低い湿度のガスは，その後加
湿されることはないので，吸気回路内でどのような温度変化があっても，肺に届く際
には加湿不足となる。この現象が起こっているか否かを簡単に見分ける方法は，チャ
ンバ出口の内壁の結露状態をみることである（図5）。ここに結露がない状況は，チャン
バ出口で相対湿度が100％になっていない証である。このような場合，何らかの対応が
必要である。通常MR850の場合，前述した「湿度コントロール」機能が搭載されていて，

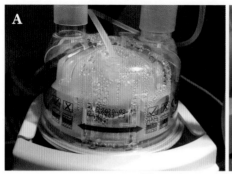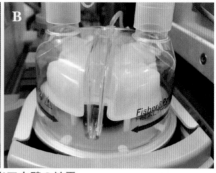

図5　チャンバ出口内壁の結露

A：チャンバ内に水滴あり，B：チャンバ内に水滴なし
チャンバ内壁の結露は，チャンバ出口での相対湿度100％を保証するものである。

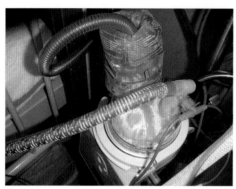

**図6　チャンバ入口の保冷剤による
　　　冷却**

保冷剤により，呼吸器から加温加湿器
のチャンバへ供給されるガスを冷却し
ている。これによりチャンバの入口と
出口に温度差ができてヒータープレー
トが温まり，チャンバ内の水の温度も
上昇し加湿効率が上昇する。

「オートモード」の場合はチャンバ出口温を段階的に上昇させるはずである。しかし
HFOVやハイスペックの呼吸器で吸気流量が適宜変わるような状況での流量の測定に
は限界があり，出口温度の上昇が追いつかないことがよくある。この場合には，チャ
ンバ出口温の設定を「オートモード（―A―）」からマニュアルモードとして3.0や5.0に
上昇させる必要がある。しかしチャンバ出口温を上昇させれば，当然絶対湿度が高く
なる。そのうえ，チャンバ出口温と気道温度プローベの温度差が減少，もしくは逆転
するため（図2），吸気回路内結露の問題が生じることになる。最も抜本的な方法は，
呼吸器から供給されるガスを冷却することで，チャンバ入口と出口の温度差を強制的
につくる方法である。呼吸器からチャンバに供給される回路を保冷剤などで冷却する
ことで，加湿効率は上がる（図6）。しかし，保冷剤による冷却の影響が出口の温度セン
サやチャンバ自体に及ぶと誤作動の原因となり，思いがけない不具合も起こり得るた
め，加温加湿管理に精通している場合のみ実践すべきである。

n-CPAPやHFNCの加温加湿（図1）

挿管チューブを用いない呼吸管理である非侵襲的呼吸サポートにおいては，吸気が上気道を経由するため，加温加湿には配慮があまり必要ないと思われるかもしれない。しかしn-CPAPにおいてもHFNCにおいても上気道を通過するガスの流量は自発呼吸の吸気の10倍を場合により超えているため，自前の上気道の加温加湿能力では追いつかない。一方で不十分な加温加湿による非侵襲的な呼吸サポートでは，効果は不十分であることも知られている。これらのことから非侵襲的な呼吸サポートにおいても，挿管チューブを用いた呼吸管理と同様に十分な加温加湿が必要になる。MR850の加温加湿設定には図2に示したように挿管モードとマスクモードがあるが，非侵襲的呼吸サポートの場合にも挿管モードを選択するのがよいとされている。ただし閉鎖型の保育器を使用している場合，加温加湿されたガスの保育器内へのリークにより保育器内温度や湿度が設定以上に上昇してしまうことがあり，児が高体温になる危険もあるため注意が必要である。この状況に対して当施設では，呼吸器とは別に乾燥した壁配管の圧縮空気4〜8LPMを保育器内に送り込んでいる。これにより高い湿度はある程度制御できるが，保育器内温度の上昇は抑えることができない。今後，保育器内温度を低下させるシステムの保育器自体への搭載が待たれる。

低体温療法中の加湿不足（図7）

低体温療法時の加湿不足の原因は，呼吸器からチャンバに供給されるガスの温度が高い場合の加湿不足の原因と似ている。低体温療法中（体温34℃）の加温加湿の設定は，理論的には肺に供給されるガスの温度湿度は34℃，相対湿度100％が適正と考えられている。そのため設定はチャンバ出口温34℃が求められる。その結果，チャンバに供給されるガスの温度が高くなくてもチャンバ入口と出口で温度差を保つことができない。このためヒータープレートの仕事量が低下して，チャンバ内の水温が下がり加湿効率が抑制される。その結果，チャンバ出口では飽和していない乾燥したガスが出てくることになる。これが低体温療法中の加湿不足の原因のひとつである。MR850では，このチャンバ出口温34℃設定はマニュアル・マスクモード（3.0）でしか実現できないが，マスクモードの「湿度コントロール」ではこれ以上温度を上昇させない。また，チャンバ出口温を34℃とすると気道温度プローベは自動的に34℃となるため吸気回路内結露の問題が発生する。チャンバ供給ガス温度が高いとき同様，チャンバに供給されるガスを保冷剤で冷やす方法もあるが，もとよりガスの温度上昇はないため効果はあまり期待できない。これらはMR850のパフォーマンスの限界であり，PMH8000（パシフィックメディコ社）やHAMILTON-H900（Hamilton Medical社）などチャンバ出口温と気道温度プローベ温度を独立して自在に調節できるデバイスのほうが有利といえる。これらの機種の使用が難しい場合は，過剰加湿をある程度許容し挿管モードで運用するほうがよいかもしれない。

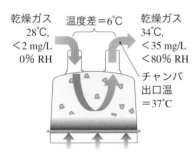

乾燥ガス 28℃, <2 mg/L 0% RH
温度差=6℃
乾燥ガス 34℃, <35 mg/L <80% RH
チャンバ出口温=37℃
ヒータープレートへの加熱が少ない

図7　低体温療法など，チャンバ出口の温度を下げた状態
チャンバに入るガスの温度が高い状態（図4B）同様にチャンバへ入るガスの温度とチャンバから出ていくガスの温度差が6℃に抑制されるので，十分加湿されない可能性もある。

5. 気管切開

溝上 雅恵

新生児医療や小児医療の進歩に伴い，小児の気管切開例は増加傾向である。新生児・小児領域で行われる気管切開は，成人とは異なり，気道確保を目的とするだけではない。その後の発声の獲得や気道の成長などを考慮する必要があり，さらに身体的な発育だけではなく，運動面や精神面の発達にも目を向ける必要がある。そのため，小児ではその時期における成長や発達などの特徴を考慮した管理が必要となる。

適応

気管切開の目的は，大きく以下の3つに分けられる。

1) 上気道の閉塞性病変に対する気道確保のバイパス：喉頭狭窄，声門下狭窄など

2) 長期人工呼吸管理における安定した気道の確保：重度の低酸素性虚血性脳症，神経筋疾患，奇形症候群，先天性中枢性低換気症候群など

3) 脆弱な気道を支えるための気管内ステント効果：気管軟化症，壊死性気管炎など

気管切開を行うことの利点として，安定した気道の確保が可能になる，死腔換気量が減少する，経口摂取が可能になる，在宅管理への移行が可能になる，などがあげられる。一方，欠点としては，手術に伴う合併症のリスク，気管切開の方法によっては抜管まで時間がかかる，気管切開に伴う肉芽形成などの合併症が起こり得る，などがあげられる。

成人では気管切開の適応となるような上気道狭窄でも，小児においては成人より長期間の気管挿管管理やNPPVで対応可能であり，炎症性の上気道狭窄や成長により改善が見込まれる場合は，気管切開を回避できる例もある。しかし，その一方で，新生児・乳児の場合は顔面骨がまだ成長発育途中であるため，長期のNPPVを行う際には，鼻マスクやフェイスマスクによる物理的な圧迫で顔面骨が変形し得ることに注意しなければならない。また，安定した換気ができないことに伴う，低酸素血症や高CO_2血症による発達への影響の可能性も考慮する必要がある。

そのため小児においては，それぞれの成長や発達のステージにおける，気管切開の利点・欠点を十分に考慮しなければならず，さらに手術に踏み切るタイミングや術式

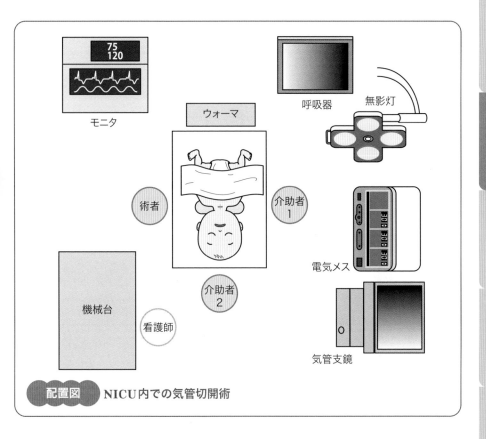

配置図 NICU内での気管切開術

（図中のラベル：モニタ、ウォーマ、呼吸器、無影灯、術者、介助者1、電気メス、介助者2、機械台、看護師、気管支鏡）

の選択，気管切開後の医学的状況のみならず，患児の療育環境などにも十分配慮し，その適応を判断する必要がある。

準備

　気道病変を合併し，改善するまでに時間がかかることが予想される児に対しては気管切開術を行い，逆U字切開法（後述）による気管切開術を選択することが多い。さらにNICU内の隔離室で手術を行う（配置図）ことが多いため，ここではその準備について記載する。

- 気管カニュラ（最低2サイズ用意）
- 固定用紐
- ドレッシング材（ハイドロサイト™ADジェントル（Smith & Nephew社）など）
- 滅菌Yガーゼ

- 末梢ライン1本
- 鎮静・麻酔薬(ミダゾラム，アトロピン硫酸塩，フェンタニルクエン酸塩，ベクロニウム臭化物など)
- 抗菌薬(術前に投与，セフェム系あるいは監視培養を参考に選択)
- 気管支鏡
- 食事・飲水制限(手術の3〜4時間前から絶飲食)

物品

1)気管カニュラ(図1，図2)

近年は小児用気管カニュラの種類が豊富になっており，素材，サイズ，機能が異なる多彩な製品から最適なものを選択できるようになっている。また，小児は成長によりカニュラサイズを変更する必要もある。

まず素材に関しては，ポリ塩化ビニル(PCV)製とシリコン製が選択できる。PCV製は加工が容易なため，さまざまな機能を持ったカニュラが多い。一方，シリコン製は軟らかく生体に刺激が少ないが，シリコン製でも気管損傷や肉芽形成を生じることはある。また，シリコン製カニュラには内部にラセン状のワイヤーが入っているタイプがあり，一見通常のカニュラとの見分けがつかないが，装着したままMRI撮影をすると重大な事故につながる可能性があるため，MRI撮影時の注意を保護者に伝えておかなければならない。

カニュラのサイズに関しては，まずは年齢や身長を参考にしてサイズを選択するが，首の長さなど体型の違いによって適切なカニュラは異なるため，胸部X線写真や気管支鏡検査などで確認しながら，カニュラ長や彎曲角度を選択する。カニュラ長を自由に調整できるシリコン製気管切開チューブ(図2)もあり，難治性気道病変の管理においては有用な場合がある。

成人ではカフ付きや吸引管付きのものなどさまざまな機能を付加した製品があるが，小児においては，通常はカフなしの気管カニュラを用いる。その理由は低年齢の小児では圧迫による気管粘膜の潰瘍や壊死，さらには穿孔の結果，気管腕頭動脈瘻を形成して大出血をきたす危険があるからである。近年，乳幼児でも使用できるマイクロカフ付きの細い気管カニュラが販売されており，急性期病院で使用されることはあるが，長期使用の安全性はまだ確立していない。

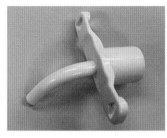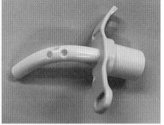

図1　ポリ塩化ビニル製気管カニュラ

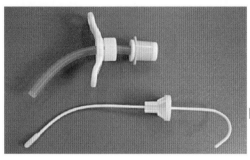

図2　シリコン製気管切開チューブ・可動式アジャスタブルウイング型

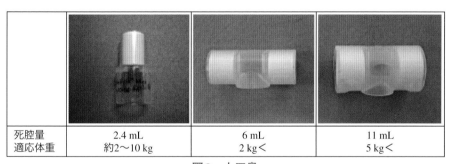

| 死腔量 | 2.4 mL | 6 mL | 11 mL |
| 適応体重 | 約2〜10 kg | 2 kg< | 5 kg< |

図3　人工鼻

2）人工鼻（図3）

　人工鼻は気道の加湿や異物の侵入を防ぐ目的で用いられる。人工鼻は呼気に含まれる熱と水分をトラップして吸気ガスを加温加湿するものである。

　代表的な人工鼻は，フィルタが前に付いている縦型のものとフィルタが両横に付いているT字型のものがある。縦型は死腔量が少ないという利点があるが，喀痰がフィルタに付着して，目詰まりしやすいのが欠点である。一方，T字型は死腔量が多いものの，喀痰がフィルタに付着しにくいことが利点である。人工鼻の死腔量の選択は，体重1 kg当たり死腔量2 mL以下を目安とし，児の状態や活動性などを考慮したうえで選択する。

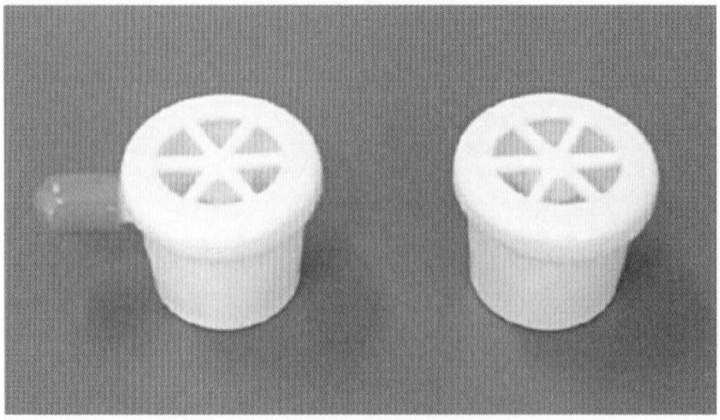

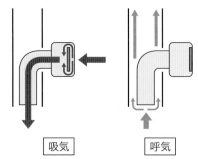

図4　スピーキングバルブ

図5　スピーキングバルブの空気
　　の流れ

吸気

呼気

3) スピーキングバルブ（図4）

　スピーキングバルブは，発声を促すために使用する一方向弁の構造になったバルブである。吸気は気管切開孔から入り，呼気はカニュラと気管壁の間から喉頭に流れることによって発声が可能になる（図5）。

　加温加湿効果はないため，覚醒時のみに使用し，睡眠中は使用してはならない。また，人工鼻とは異なり水が入ってきやすいため，入浴時などは人工鼻を使用する。カフ付きで上部に孔が開いていないタイプの気管切開チューブを使用している場合は，スピーキングバルブを用いると，窒息の危険性があるため使用してはならず，誤接続に注意を要する。

　スピーキングバルブは発声以外に，喀痰の自力排出を促す効果や唾液の気管内流入

ここに注意！

気管腕頭動脈瘻

　腕頭動脈は右鎖骨下動脈と右総頸動脈に分岐する動脈で気管前面を横切る血管であり，気管と腕頭動脈は狭い上縦隔で近接している。気管腕頭動脈瘻は発症すると救命率が30％以下とされる重篤な合併症であり，その予防は気管切開後の長期経過観察において非常に重要である。

　前徴として気管内の先行出血や気管カニュラの異常拍動が知られている。そのため，気管カニュラからの出血を認めた場合には積極的に気管支鏡検査を行い，気管前壁の肉芽や血管性拍動の有無を確認する。気管前壁の肉芽は慢性的な機械的刺激が加わっていることを示している。リスク因子として筋緊張亢進による後屈や激しい体動，気管カニュラによる圧迫，側彎などが報告されている。

　予防としては，術前の造影CT検査により気管と腕頭動脈の位置関係を把握し，リスクが高いと判断された症例では，予防的な腕頭動脈切離も考慮する。

を防ぐ効果も期待できる。さらに呼気時に気管内腔に陽圧がかかるため，人工鼻では気管内腔が容易に閉塞してしまうような気管軟化症に対してスピーキングバルブを使用することが有効な場合もある。しかし，気管切開孔上部に大きな肉芽がある場合や上気道狭窄が高度な場合には，呼気が排出できない可能性がある。そのため気管支鏡検査でスピーキングバルブ装着時にカニュラと気管壁の間の空間が保たれることを確認し，さらに呼気を出せているかどうかを実際に目視で確認したうえで，短時間からスピーキングバルブの装着を開始するなどの工夫が必要である。

管理の実際

1) 気管切開の方法

　気管切開の代表的な方法として，縦切開法と逆U字切開法がある（図6）。縦切開法は気管前面に縦に割線を入れ，割線の左右に糸をかけて牽引し，紡錘状に気管を開けて気管カニュラを挿入する方法である。逆U字切開法は気管前面に逆U字型に割線を入れ，窓を開くように気管を開けて気管カニュラを挿入する方法である。

　縦切開法は気管軟骨が維持されるため，不要になればいつでも抜管可能であるという利点がある一方，術後早期のカニュラの誤挿入（皮下・縦隔内への迷入）のリスクがある，気管切開孔上部の肉芽形成が多い，などの欠点がある。

　逆U字切開法は気管切開孔の形状が安定するため，カニュラの誤挿入を防ぐことができる，気管切開孔上部の肉芽形成が少ないなどの利点がある一方，気管軟骨の前壁が欠損してしまうため，気管内腔の支持力がなくなり，2歳前後まで抜管ができないという欠点がある。

　このように，縦切開法と逆U字切開法はそれぞれ長所と短所があり，気管切開の目的に応じて方法を選択する。短期間での抜管が期待できる場合には縦切開法を，2歳頃までは気管切開が必要な場合には逆U字切開法を選択するとよい。

　気管切開は，気管挿管全身麻酔下に行う。まず，肩枕で頸部を伸展し，胸骨上切痕，輪状軟骨の位置を確認して，胸骨上切痕から一

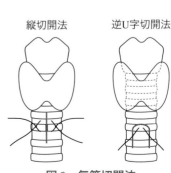

図6　気管切開法

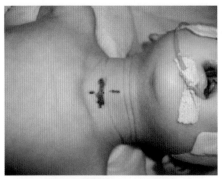

図7　頸部のマーキング

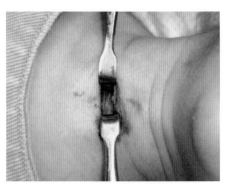

図8　気管軟骨の露出

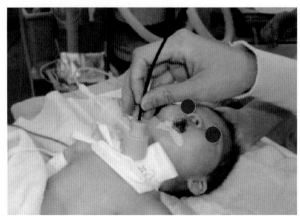

図9　気管カニュラ位置の確認

横指ほどの位置に皮膚切開位置のマーキングをする（図7）。2～3 cm程度の横切開を置き，正中で皮下組織，前頸筋を筋鉤にて左右に剥離しつつ，両外側に分けていくと気管前面に至る（図8）。甲状腺を認めた場合は，上方に牽引するか，峡部で切離する。気管壁に到達したら空注射器にて穿刺し，空気が吸引されることで気管であることを確認する。第2～4気管輪の気管軟骨を露出して，逆U字型に切開し，軟骨弁を翻転して切開皮膚に固定する。気管内に挿管チューブを確認したら，用意しておいた気管カニュラを挿入する準備を整え，挿管チューブを少しずつ抜きながら気管カニュラを挿入する。気管カニュラが抜けないように押さえながら，この段階で気管支鏡観察下にカニュラ先端の位置を確認し，必要に応じて滅菌Yガーゼを用いてカニュラの位置を調整する。位置の調整ができたら，固定紐を用いてしっかりとカニュラを固定する。気管カニュラを固定後，気管支鏡を用いてカニュラの位置を再度確認（図9）し，その際，

カニュラ先端から気管分岐部までの距離，吸引チューブの挿入長を計測し，術後の管理に活用している。

　気管カニュラは市販のバンドを用いて固定することが多いが，術直後は計画外抜管に伴うリスクが大きいため，固定紐を用いてカニュラを固定するなどの工夫が必要である。ただし，固定紐により頸部の褥瘡を生じた症例もみられるため，術前にハイドロサイト™ADジェントルなどのドレッシング材を側頸部〜後頸部にかけて貼付し，その上から固定紐で固定するなどの工夫を要する。

　縦切開法の場合は，気管切開孔が安定するまでの時期に気管カニュラが計画外抜管すると再挿入が困難である可能性が高く，気管切開孔の両外側に支持糸をかけておき，万が一の際に支持糸を左右に牽引することでカニュラが挿入しやすくなるように工夫しておく。

2）術後管理における留意点

(1)気管カニュラの計画外抜管

　計画外抜管の多くはカニュラの固定が緩くなることが原因である。特に，気管切開術後の数日間は皮膚と気管切開孔の固定が不安定であり，入れ替え時に皮下や縦隔への迷入が起こり，換気不全，縦隔気腫，皮下気腫などの致死的な合併症を伴うため注意が必要である。

　縦切開法は逆U字切開法に比べ，気管切開孔が不安定であり，迷入の危険性が高いため，気管切開の際に支持糸を置いておくなどの工夫が必要である。

　術後安定したら，市販のマジックテープ付きの固定バンドに変更し，気管カニュラの固定を行う。保護者手製のカニュラホルダーを使用するよりは，補充の容易な市販のものを使用するほうが望ましい。市販のものであっても何度も洗って再使用すると，マジックテープの接着力が低下してはずれやすくなることに注意が必要である。

(2)肉芽形成

　気管カニュラは先端部が常に同じ場所にあるため，症例によっては気管壁の肉芽を合併することがある（図10）。肉芽が小さい場合は問題に

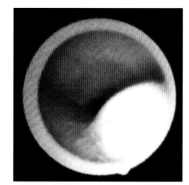

図10　気管カニュラ先端にできた肉芽

ならないが，大きくなると換気不全や出血などの原因となる。定期的に気管支鏡で気管カニュラが気管内壁にあたっていないかどうかを確認し，肉芽がある場合には必要に応じて，チューブ先端位置の変更や，局所への薬剤投与（アドレナリン，デキサメタゾンリン酸エステルナトリウム）を行う。通常の気管カニュラで肉芽ができやすい場合には，カニュラ長を調整できるシリコン製の気管カニュラを用いる場合もある。

気管切開孔周囲の肉芽形成や皮膚のびらんに対しては，フランジ形状の変更が有効な場合もある。

6. 一酸化窒素(NO)吸入療法

小瀧 崇行

NO吸入療法は，NOガスを吸入させて肺動脈の血管平滑筋を弛緩させることで肺高血圧の改善を行い，酸素化が改善できる治療である。NOは血液中に入るとすぐにヘモグロビンと反応して失活するため，体血圧を低下させることなく治療を行うことができる。NO吸入療法を開始した時点から劇的に酸素化が改善することがある。しかし，NOは酸素と反応するとNO_2を生成し，高濃度の場合は気管や肺に悪影響を及ぼす危険性がある。

適応

「新生児の肺高血圧を伴う低酸素性呼吸不全の改善」と「心臓手術の周術期における肺高血圧の改善」に対して保険適用となっている。

「新生児の肺高血圧を伴う低酸素性呼吸不全の改善」に対しては，出生後7日以内に吸入を開始し，通常，吸入期間は4日間まで算定可能であるが，医学的根拠がある場合はさらに2日間算定が可能となる。「心臓手術の周術期における肺高血圧の改善」に対して行われる場合は，治療開始より7日間を限度として算定でき，医学的根拠がある場合にはさらに2日間を限度として算定できる。

肺低形成や重度の多発奇形，先天性心疾患(動脈管開存，微小な心室中隔欠損または心房中隔欠損を除く)を有する患者における安全性は確立されていない。

準備

・低レンジ較正
・事前に$100\%O_2$・NO_2・NOの高レンジ較正を行う(図1)
・使用前点検(点検後最大24時間以内の使用が可能)

物品

1)NO供給装置

NO供給装置としてアイノフロー DS(Mallinckrodt Pharmaceuticals社)を使用する

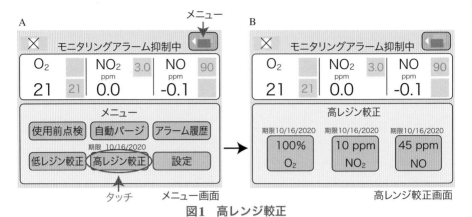

図1　高レンジ較正

画面上部のメニューを押すと高レンジ較正期限の確認ができ，較正後30日を越えた場合は再較正しないと治療が開始できない。Aの高レンジ較正ボタンを押すと，較正画面(B)が表示される。

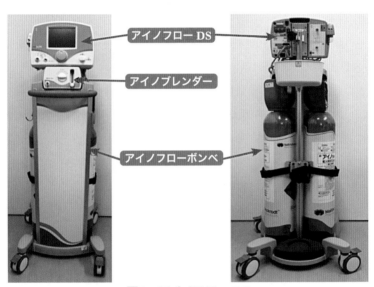

図2　アイノフロー DS

(図2)。アイノフロー DSのボタン類の各名称を図3に示す。

2)コネクタ類

　アイノフロー DSから呼吸器回路内にNOガスを供給するためにコネクタ類が必要になる。また，供給したNO濃度が設定どおりに投与できているかを測定するためのコネクタ類が必要となる。NO濃度サンプリングを行うために必要な専用のコネクタを準備する(図4)。

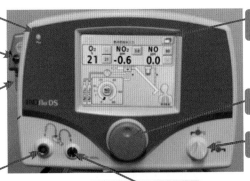

主電源ランプ

サンプルラインコネクタ

液体トラップボトル

インジェクターモジュールケーブルコネクタ

ディスプレイおよびコントロールパネル

コントロールホイール

バックアップ切替スイッチ

NOチューブコネクタ

図3　アイノフロー DS 各部名称

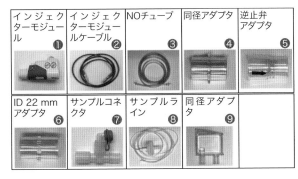

インジェクターモジュール ❶	インジェクターモジュールケーブル ❷	NOチューブ ❸	同径アダプタ ❹	逆止弁アダプタ ❺
ID 22 mmアダプタ ❻	サンプルコネクタ ❼	サンプルライン ❽	同径アダプタ ❾	

図4　アイノフロー DS に使用するコネクタ類

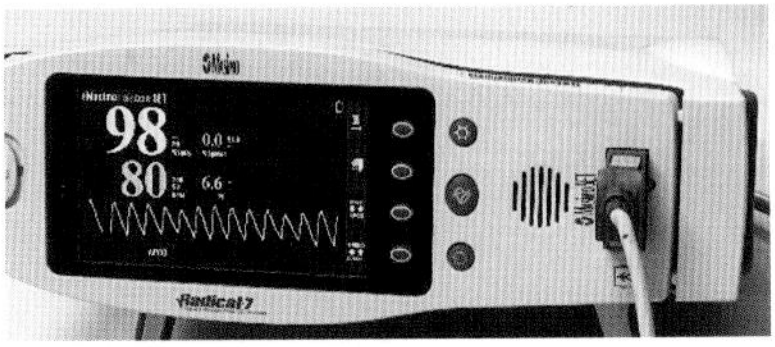

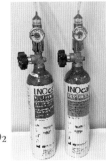

図5　MetHb 濃度モニタリング器

図6　較正用 NO・NO₂ ガス

3）人工呼吸器

挿管用・非挿管用呼吸器，高流量酸素療法機器など患者状態に合わせて機器を準備する。

4）その他の物品

・生体情報モニタ

・蘇生バッグ，マスク

・血中メトヘモグロビン（MetHb）濃度モニタリング器（図5）

・較正用 NO・NO₂ ガス（高レンジ較正に使用）（図6）

治療の実際

1) 新生児の肺高血圧を伴う低酸素性呼吸不全の改善

　NO吸入濃度を20 ppmで開始し，開始後4時間は20 ppmを維持する。その後，動脈血酸素分圧（PaO_2）＞60 mmHg，または経皮的動脈血酸素飽和度（SpO_2）＞92％になれば，徐々にNO吸入濃度を5 ppmまで減量していく。F_IO_2を減量し，F_IO_2＝0.4〜0.6でPaO_2＞70 mmHgになるまで吸入濃度を5 ppmに維持し，酸素化の改善に伴いF_IO_2を下げていく。離脱の際は，患者状態が安定していることを確認し，NO吸入濃度を1 ppmまで徐々に減量しながら慎重に終了する。場合によって0.1 ppmまで濃度を下げていく。終了時，F_IO_2を0.1増量しNO治療を終了し，患者状態を十分に観察する。酸素化が悪化する場合は5 ppmで再開し，12〜24時間後に治療の中止を検討する。

2) 心臓手術の周術期における肺高血圧の改善

　NO吸入濃度を5 ppmで開始し，NO療法開始後に十分な効果が得られない場合，開始後10 分間以上空けてからNO吸入濃度を20 ppmまで上げることができる。治療開始30分間経過し，血行動態や酸素化の改善がみられない場合は，NO治療の中止を検討する。離脱の際は，NO吸入濃度を1 ppmまで徐々に減量する。1 ppmで血行動態お

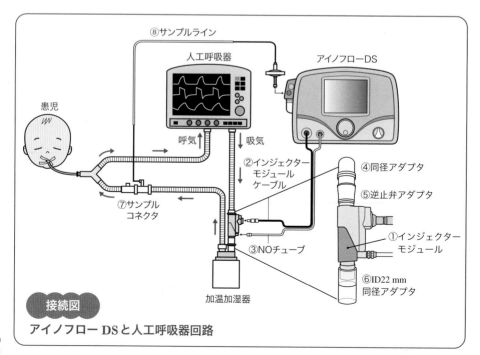

接続図

アイノフロー DSと人工呼吸器回路

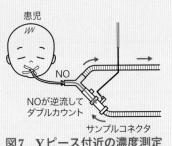

　人工呼吸器回路内のNO濃度は，インジェクターモジュールで測定した吸気流量をもとに濃度調整されている。ディスプレイに表示されている測定NO濃度からフィードバックして，NO濃度を調整することはない。呼吸器回路のYピース付近にサンプルコネクタを設置した場合(図7)，NOが逆流してダブルカウントされ，測定NO濃度が高く表示される場合があるため，Yピースから離れた口元温度プローベ付近にサンプルコネクタを設置することが望ましい(図8)。

図7　Yピース付近の濃度測定　　**図8　温度プローベ付近の濃度測定**

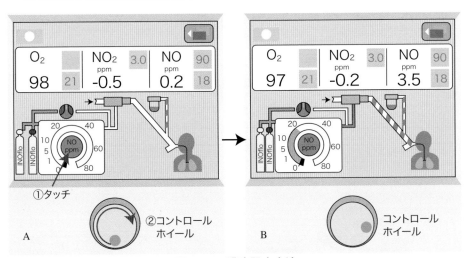

図9　NO濃度設定方法

アイノフロー DSのモニタ部分。A：①のNOボタンを押すと黒く反転し，②コントロールホイールを回転させて任意の値に設定する，B：投与中のディスプレイの様子

および酸素化が安定している場合，12時間ごとに離脱を試みる。

　人工呼吸器回路にコネクタ類を使用してアイノフロー DSを接続する(接続図)。

NO濃度設定方法

①NOボタンを押すと色が黒く反転する(図9A)。

②コントロールホイールを回転させて任意の値に設定する（**図9A**）。

③NOボタンまたはコントホイールで決定すると，NO投与が開始され，ディスプレイ
も投与されている画面に変更となる（**図9B**）。

アイノフロー DSが故障によりNO投与が停止した場合，バックアップモード（**図10**）を使用することで一時的にNO療法の継続が可能となる。その際のNO濃度は人工呼吸器の分時換気量に依存し，アイノフロー DSディスプレイに推定バックアップ投与量のインジケータが表示されるので参考にする。また，アイノブレンダーを使用して手動人工蘇生器によるバックアップNO投与（**図11**）も可能である。その場合，手動人工蘇生器のバッグ内にNO_2が蓄積することを防ぐため継続的にバッグを絞る必要がある。

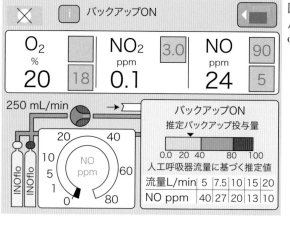

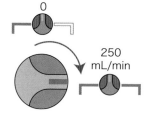

図10　バックアップモード
バックアップ切替スイッチを
onにする。

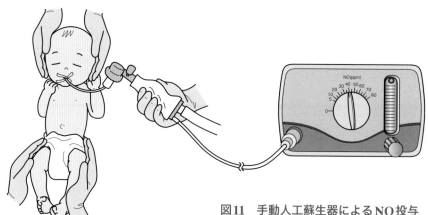

図11　手動人工蘇生器によるNO投与

C 人工呼吸器による呼吸管理

1. CLiO$_2$
Closed Loop Inspired Oxygen

閑野 将行

新生児, 特に早産児の低酸素や過剰な酸素曝露は, 慢性肺疾患や未熟児網膜症の増加, 死亡率の上昇などの予後と関連することが知られている。医療者は多くの場合, SpO$_2$を酸素化の指標として酸素投与量を調節しているが, 手動調整では不十分である可能性が指摘されている。これに対して, 患者のSpO$_2$値をもとに人工呼吸器がアルゴリズムに則って自動的に供給する酸素濃度を調整する機能(吸入気酸素濃度自動調整, 以下, 自動調整)が開発された。この機能を商品化したclosed loop inspired oxygenシステム(CLiO$_2$™)は, 日本でも認可され使用可能となっている。

適応

前提として, 自動調整機能が搭載されている人工呼吸器で呼吸補助を行っていることが条件となる(国内で使用できるAvea®(CareFusion社)では, SIMVやA/Cモードなどの人工換気に加え, CPAPが実施できる)。自動調整の統一された明確な適応はないが, 現在使用されている, または効果が期待されている状況としては以下が考えられる。

1) 超早産児の亜急性期から慢性期などの呼吸補助中でSpO$_2$の変動が大きい児

2) 無呼吸発作などにより急激にSpO$_2$が低下し, 速やかな酸素濃度調整を要する児

3) RDSに対する肺サーファクタント投与後など, 医療者の連続した観察と酸素濃度調整が必要な児

以上のような状況で自動調整機能を使用すると, 低酸素や過剰な高濃度酸素への曝露が減ることで, 予後の改善が期待されている。また, 呼吸状態の観察や頻回の酸素濃度変更などの, 医療者の業務負担軽減につながれば, 児のケアの質向上が得られる可能性もある。

準備

・適応の確認

児に自動調整の適応があるかどうか確認する。

- 物品の準備

　自動調整機能を搭載した人工呼吸器，外付けモジュール，SpO_2測定プローべ（詳細は後述の「物品」を参照）

- 児の事前準備

　特に必要なし。

物品（図1）

　現在国内ではAvea®という人工呼吸器のみにCLiO_2^{TM}システムが搭載されているため，Avea®での自動調整について述べる。

1）人工呼吸器

　自動調整機能が搭載された呼吸器が必要である（図1a）。

2）自動調整用SpO_2測定モジュール

　Avea®で自動調整を行う際には，人工呼吸器でSpO_2測定を行うために必要な外付けのモジュール（図1b）を装着する必要がある。

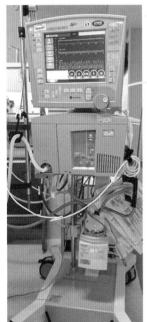

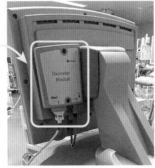

人工呼吸器 Avea®（a）
背面 SpO_2 測定モジュール（b）

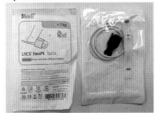

SpO_2 測定プローべ（c）

図1　必要物品

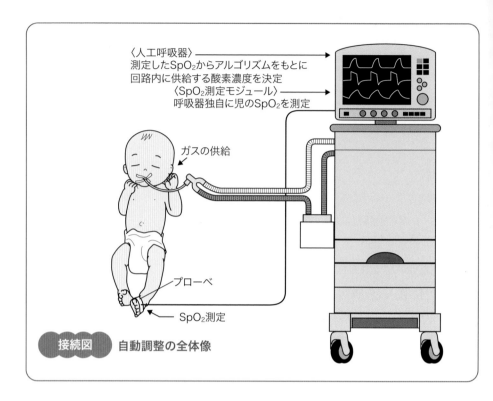

〈人工呼吸器〉
測定したSpO₂からアルゴリズムをもとに
回路内に供給する酸素濃度を決定
〈SpO₂測定モジュール〉
呼吸器独自に児のSpO₂を測定

ガスの供給

プローベ

SpO₂測定

接続図 自動調整の全体像

3）専用SpO₂測定プローベ

人工呼吸器でSpO₂測定を行う際には専用のプローベ（図1c）が必要となる。

治療の実際（Avea® でのCLiO₂™ システム使用）

1）人工呼吸器によるSpO₂測定開始

まず人工呼吸器でSpO₂測定ができるよう，接続図のように児にプローベを装着し，機器を接続する。その後，人工呼吸器のモニタ画面を操作し，呼吸器が自動的にSpO₂

> ここに注意！
>
> 　自動調整はSpO₂の変動に対して酸素濃度の変化のみで対応するものである。SpO₂の変動に対して医療者より速やかに，かつ頻回に対応できる点では優れているが，SpO₂の変動の原因は加味されていない。本来であれば酸素濃度の調整以外の方法で対処しなくてはならない状況が隠れている可能性もあるため，十分に注意して使用する必要がある。
> 　例　分泌物が貯留し換気不全によりSpO₂が低下している場合
> 　　　→自動調整機能では酸素濃度を上げることしかできず，ひたすらに酸素濃度が上昇する。

を測定するように設定を行う（図2）。

2）自動調整に必要な設定

・SpO_2下限値：80 〜 98％

・SpO_2上限値：82 〜 100％

・予備F_IO_2：人工呼吸器がSpO_2を測定できなかった際に回路に供給する酸素濃度

　　※呼吸器回路内に供給される酸素濃度の範囲を設定することはできない（21％から

　　　100％まで人工呼吸器の判断で変動し得る）。

3）自動調整の開始

　　呼吸器本体のボタンとモニタ画面内の設定を操作し，目標とするSpO_2範囲を設定し，
自動調整を「on」にする（図3）。

4）自動調整中の各種パラメータ（図4）

・SpO_2：人工呼吸器が測定したSpO_2

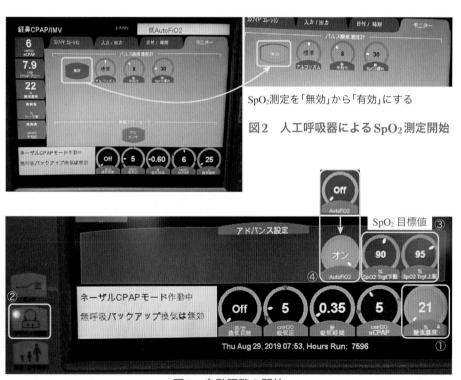

SpO_2測定を「無効」から「有効」にする

図2　人工呼吸器によるSpO_2測定開始

SpO_2目標値

図3　自動調整の開始

①酸素濃度ボタン→②アドバンス設定画面を開く，③SpO_2目標値を設定する，④$AutoF_IO_2$を
「Off」から「オン」にする

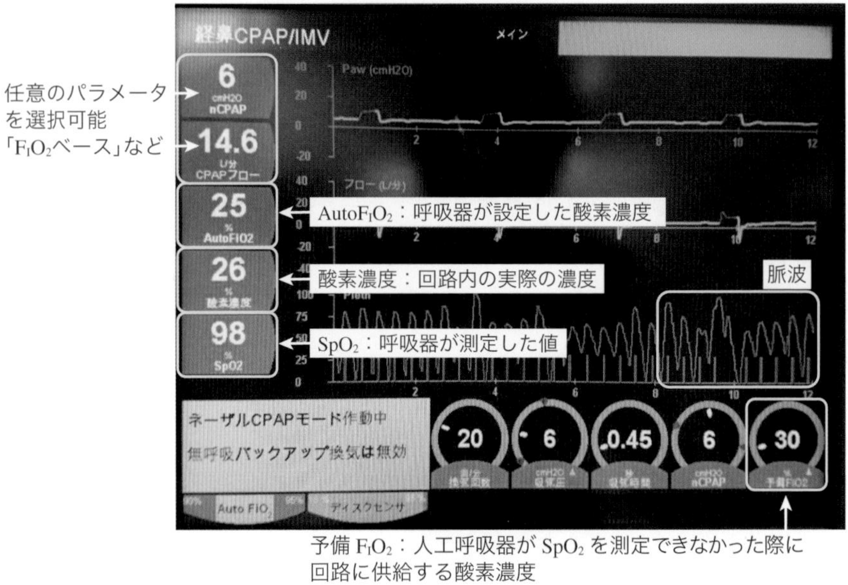

図4　自動調整中の各種パラメータ

・AutoF$_I$O$_2$：人工呼吸器が現在設定している酸素濃度

・酸素濃度：回路内の実際の酸素濃度

・F$_I$O$_2$ベース：SpO$_2$の目標範囲を維持するために必要な酸素濃度の平均値

・予備F$_I$O$_2$：人工呼吸器がSpO$_2$を測定できなかった際に回路に供給する酸素濃度

・Pleth：呼吸器が測定した脈波

5) 自動調整使用時の"コツ"と注意点

(1) SpO$_2$の目標範囲

　CLiO$_2$^{TM}システムに搭載されているアルゴリズムでは，SpO$_2$が目標範囲の上半分にあれば酸素濃度を下げるが，下半分にある場合には酸素濃度を維持する。このため，実際のSpO$_2$は目標範囲内のより低値で推移する可能性がある。この特性を加味して

> **ポイント**
>
> 　自動調整中の回路内に供給される酸素濃度は呼吸器の判断で21％から100％まで変化し得るため，状況によっては予期せぬ高濃度酸素が供給される可能性があることを認識しておくことが重要である。
>
> 　例　予備F$_I$O$_2$の設定が不用意に高値（例：F$_I$O$_2$ベース 25％，予備F$_I$O$_2$ 50％）
> 　　　→呼吸器のSpO$_2$検知が不良となった場合，通常25％程度で管理可能なところに
> 　　　　50％の酸素が供給される。

SpO$_2$の目標範囲を設定する必要がある。

(2)アラーム設定

　自動調整使用時には呼吸器独自にアラームを鳴らす設定が可能となるが，「低SpO$_2$/高SpO$_2$」と「低AutoF$_I$O$_2$/高AutoF$_I$O$_2$」のすべてのアラームをoffにすることはできない。この条件と児の状況をみて適切にアラーム設定を行うことで，円滑な使用が可能となる。

〈適切な設定〉

　例　SpO$_2$が100％になることもあるが，常にある程度の酸素需要がある場合

　　　SpO$_2$上限（高SpO$_2$）の数値をoffにし，酸素濃度の下限（低AutoF$_I$O$_2$）を設定（21％など）しておく。

　　　→状態がよいとき（SpO$_2$ 100％）に不要なアラームが鳴らない。

〈不適切な設定〉

　例　酸素需要が低い場合

　　　SpO$_2$のアラームをoffにすると，AutoF$_I$O$_2$のアラームを必ず設定しなくてはならない（低AutoF$_I$O$_2$下限21％，高AutoF$_I$O$_2$上限100％）。

　　　→状態がよいとき（酸素濃度 21％）にもアラーム（低AutoF$_I$O$_2$）が鳴る。

　例　酸素需要が高い場合

　　　高AutoF$_I$O$_2$やF$_I$O$_2$ベースを不用意に高く設定してしまった場合

　　　→医療者の想定しない高濃度酸素が投与されていても，アラームが鳴らずに気づかない。

(3)自動調整開始時の酸素濃度と F$_I$O$_2$ ベース

　自動調整開始時のF$_I$O$_2$ベース値は，自動調整を開始した時点での酸素濃度となる。F$_I$O$_2$ベース値の変化は非常に遅いため，当初のF$_I$O$_2$ベース値が自動調整開始前の平均的な酸素濃度と大きく異なっていた場合，自動調整開始後の値が児の平均的な酸素需要とかけ離れた値となっている可能性があるので注意が必要である。

(4)無呼吸発作

　無呼吸の際に自動調整が速やかに反応しSpO$_2$低下と再上昇が短時間で起こった場合，医療者が無呼吸発作を認知できない可能性がある。自動調整をしている間は短時間のアラームやセントラルモニタでの脈拍，バイタルサインのトレンドを活用するなどして，無呼吸の有無を確認する必要がある。

6) 自動調整中の評価

(1) 酸素需要

自動調整開始後の酸素濃度の推移や F_IO_2 ベース値を自動調整前の酸素濃度と比較することで，酸素の要否を含めた児の酸素需要を再検討することができる。比較的酸素需要の少ない児に自動調整を開始したところ，酸素濃度が下がり酸素が不要となった，という状況も少なくはない。

(2) 換気設定

自動調整を開始した後の酸素需要は，換気設定が妥当であったかどうかの指標ともなる。自動調整開始後の酸素濃度は，想定していたより高ければ換気設定の強化を，また低ければ換気設定の緩和を検討する材料となる可能性がある。

7) 自動調整の終了

以下のような状況の際に自動調整の中止を検討する。

(1) 継続した酸素の使用が不要となった場合

例）酸素濃度21％，または F_IO_2 ベースが21％でも持続して SpO_2 が目標範囲より高い値を取る。

(2) 一定濃度の酸素を継続して使用する必要がある場合

例）無呼吸への対策として少量の酸素を継続して使用する。

(3) 自動調整が搭載された人工呼吸器にないモードで換気を行う場合

例）HFO モードに変更する。

実際には開始時と同様の操作を行い，自動調整を「off」にする。SpO_2 測定も中止する場合は，SpO_2 測定開始時と同様の操作を行い，SpO_2 測定を「無効」に戻す。

2．IMV，A/C

Intermittent Mandatory Ventilation，Assist/Control Ventilation

星名 潤

　人工呼吸の基本となるモードがIMVである。IMVは換気，肺容量の維持，呼吸努力の軽減を目的としている[1]。長年IMVによる人工呼吸療法が行われていたが，あらかじめ設定された間隔で強制換気が行われる(図1)ため，必ずしも自発呼吸と同調せず，自発呼吸と強制換気がファイティングを起こすことがある。このため，有効な換気が得られず，気道損傷を引き起こしたり，循環動態に影響を及ぼしていた。1990年代に入り，呼吸器の高性能化，呼吸トリガーの技術の進歩により，患児の自発呼吸に合わせて換気を行うpatient triggered ventilation(PTV)が行われるようになった。今回，IMVとPTVのひとつであるA/C(図2)について述べる。

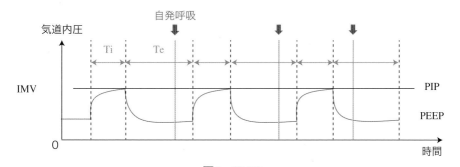

図1　IMV

あらかじめ決められた間隔で強制換気が入り，自発呼吸とは同調しない。

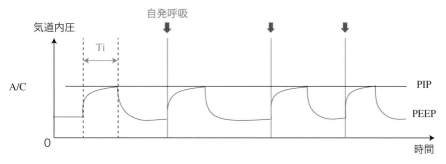

図2　A/C

自発呼吸に合わせて補助換気が行われる。

適応

　RDSやMASなどの呼吸器疾患，未熟性による無呼吸，神経筋疾患に起因する低換気など，呼吸不全の原因となるすべての状態が人工呼吸管理の適応となる。また，循環不全の管理や手術に対する麻酔の際にも適応となる。IMVは人工呼吸療法を要する病態がほぼ適応疾患となるが，頻回で強い努力呼吸があり，非同期的な換気に同調が困難な症例や，高度のPIP，MAPでも換気，酸素化の改善が得られない場合は適応外となる[2]。A/Cは，自発呼吸があり長期に呼吸管理が必要な児が適応となる。自発呼吸がみられない場合や，呼吸トリガーが難しい場合には適応外となる[3]。

準備・物品

・人工呼吸器
・人工呼吸器回路
・人工呼吸用加温加湿器

治療の実際

　呼吸管理を行ううえで，設定するパラメータはF_IO_2，定常流(constant flow：Flow)，Ti，Te，PEEP，PIPの6つである。

1)吸入酸素濃度(F_IO_2)

　F_IO_2は人工呼吸器から送り出される酸素濃度を示している。F_IO_2を高く設定することで血中酸素分圧を上昇させる。目標とする血中酸素分圧や酸素飽和度(SpO_2)に合わせてF_IO_2を調整する。過剰な酸素は有害であり，慢性肺疾患や未熟児網膜症を増加させるといわれており，不必要にF_IO_2を高くしないよう注意する。

2)最大吸気圧(PIP)と呼気終末陽圧(PEEP)

　PIPとPEEPは，それぞれ人工呼吸器から送り出される吸気時の圧力と，呼気後の圧力を示している。PIPを高く設定すると1回換気量を増加させ，血中二酸化炭素分圧を下げる。過剰なPIPは肺に容量損傷を起こすため注意が必要である。目標とする1回換気量に合わせて設定する。1回換気量は4〜6 mL/kgが適切とされる。ただし，リークが多いと換気量の測定が不安定となるため注意を要する。初期設定は18〜20 cmH_2O程度である。

　PEEPは肺の虚脱を防ぐために用いる。虚脱した肺は，再度膨らむために高いPIP

が必要となり肺にダメージを与えてしまうため，PEEPをかけることで虚脱を予防し，過度のPIPを減らし，肺へのダメージを減少させる。一方，過剰なPEEPは循環血液量を減少させてしまうため，静脈うっ滞や心拍出量低下の原因となり，血液循環に影響を与える。適切なPEEPを設定し，呼吸・循環ともに安定させる必要がある。初期設定は3〜7 cmH$_2$O程度とする。

3）吸気時間(Ti)，換気回数(RR)，定常流(Flow)

Tiは人工呼吸器から空気や酸素を送り出す時間である。Tiが短すぎると設定したPIPに到達せず，十分な1回換気量が得られないことがある。一方，Tiが長すぎるとair trappingや肺・気道損傷のリスクとなるため，短めのTiが勧められている。初期設定は0.4〜0.5秒である。

RRは1分間に呼吸をさせる目標回数である。RRを増やすと血中二酸化炭素分圧が低下する。RRが多すぎたりTiが長すぎたりすると，十分なTeが得られず，肺は過膨張となり，二酸化炭素を排出できなくなる。初期設定は40〜60回/分程度とする。

Flowは人工呼吸器から一定速度で流す流量で，Flowが少ないと設定したPIPに達しないことがある[4]。初期設定は，定常流量として5〜8 L/分，最大流量として10 L/分程度である。

IMVでは，強制換気と自発呼吸の同調性がよいと換気効率がよくなるため，PIPを下げることによって気道陽圧による肺損傷や循環に対する影響を軽減できる。また設定した換気回数に従って，均一の間隔で強制換気が行われる。適切な設定であれば，児が強制換気に同調して自発呼吸を行うために高い同調性を得ることができる。しかし，児の状態は変化するので，それに合わせた細やかな設定の変更が必要となる。児の観察の際には，陥没呼吸などの努力呼吸がないか，胸の上がりが過剰となって過剰な換気になっていないか，自発呼吸と強制換気が同調し，ファイティングがないか，などに注意する[5]。

急性期を経て自発呼吸が安定してくるとファイティングが多くなり，IMVでの管理が困難になる。このような状態であれば，自発呼吸に同調して換気補助を行うPTVに変更する。A/Cはすべての自発呼吸に同期して強制換気を行うため，自発呼吸が安定している場合は，PIPを下げながら分時換気量を維持することが可能である。一方，自発呼吸が少ない場合は設定した回数以上の換気は保証されるが，IMVと同じ換気となりメリットは少なくなる。多呼吸のある児では過換気になりやすいので注意を要す

る。また，自発呼吸を正確にトリガーしているかどうかが重要となる。トリガー感度が低ければ自発呼吸が感知されず，感度が高ければ自発呼吸以外の要因(回路内の水滴，振動など)が感知され，過剰な強制換気となる。児の観察の際には，有効な自発呼吸があるかの確認が重要である。自発呼吸があってもトリガーされていない場合にはトリガーの感度が適切か，フローセンサの機能に問題がないか，気管チューブのリークや計画外抜管になっていないかなどを確認する。トリガーされていてもファイティングを生じて過換気になっているときは，トリガー感度が高くないか，回路内の水滴や振動を誤って感知していないかを確認する[6]。

> **ポイント**
>
> 　IMVでは，強制換気と自発呼吸の同調性がよいと換気効率がよくなるため，PIPを下げることによって肺損傷や循環に対する影響を軽減できる。適切な設定であれば，児が強制換気に同調して自発呼吸を行うために高い同調性を得ることができる。A/Cではすべての自発呼吸に同期して強制換気を行うため，自発呼吸が安定している場合は，PIPを下げながら分時換気量を維持することが可能である。しかし，多呼吸のある児では過換気になりやすいので注意を要する。児の呼吸状態に合わせ，適切な設定，換気モードを選択することが重要である。

文献
1) 藤永英志：間欠的強制換気法(IMV)．小児診療75増刊：440-445，2012
2) 清水光政：NICU最前線　IMV．Neona Care 20：18-24，2007
3) 横山晃子，他：NICU最前線　SIMV，A/C，VG．Neona Care 20：25-33，2007
4) 榎本真宏，他：IMV　赤ちゃんに使われる基本のモード．Neona Care 2016秋季増刊：120-127，2016
5) 長　和俊：新生児に使用される基本的な換気方法　IMV．Neona Care 26：898-902，2013
6) 森岡圭太：自発呼吸を生かすモード　吸気が呼吸努力に同調するSIMVおよびA/C．Neona Care 26：903-906，2013

3. SIMV, PSV
Synchronized Intermittent Mandatory Ventilation, Pressure Support Ventilation

神山 寿成

　SIMVは患児の自発呼吸を感知し，あらかじめ設定した換気条件での補助換気を患児の自発呼吸に同調させて行う換気モードである。SIMVでは患児の自発呼吸に対し，設定した換気回数のみ補助換気が行われる。患児の自発呼吸が換気回数より多い場合，換気回数を超えた自発呼吸には人工呼吸は反応せず補助換気は行われない。つまり，SIMVでは患児のすべての自発呼吸の補助換気が行われるわけではない。反対に患児の自発呼吸が換気回数より少ない場合は不足回数分に対して強制換気が行われ，設定した換気回数での人工呼吸器による換気が担保される。近年の人工呼吸器では自発呼吸が不安定な早産児に対し，SIMVによる強制換気回数で換気を行いつつ，換気回数以上の自発呼吸に対しPSVでのサポートを付加する設定ができる機種があり（SIMV＋PS），PSV単独で使用するよりもSIMV＋PSで管理することが多い。抜管に向けてSIMVの換気回数を下げることにより，PSVによる補助換気が増え，ウィーニングを行うことができる。

　PSVは患児の自発呼吸の吸気と呼気を感知し，すべての自発呼吸に対して圧サポートを行う換気モードである。すなわちSIMVとの違いはすべての自発呼吸に対して補助換気が入ること，加えてSIMVでは実際の患児の吸気相が設定した吸気時間より短いときでも設定した吸気時間がすぎるまでは呼気相へ移らないが，PSVでは吸気相の終了を判断すると自動的に呼気相に切り替わる。そのため，PSVは患児にとっては「吸いたいときに吸えて，吐きたいときに吐ける」換気モードといえる。

適応

　SIMVでは，患児の自発呼吸が不安定で設定した換気回数を満たさない場合でも，強制換気により最低限の換気が保証される。また，患児の自発呼吸が設定した換気回数より多い場合でも設定された換気回数以上の補助換気が行われないので，過換気になることが避けられる。そのため，人工呼吸管理を行うにあたり，選択されることが多い換気モードである。

　PSVは吸気時間が変動するので肺胞過伸展の防止，ファイティングの軽減が期待できる。あくまで自発呼吸に対しての圧サポートであるため，自発呼吸があり，呼吸中枢が

未熟でない児や，胸水・気胸による呼吸障害，ファイティングを起こしやすい児にはよい適応となる。反対に，自発呼吸が不安定な早産児，無呼吸発作，気道病変を有する児では十分な吸気時間がとれなかったり，自発呼吸を感知できないことがあるため適さない。また，PSVの特徴を活かすために気管チューブ径は2.5 mm以上がよいとされる。

準備

・気管挿管

　児の体重に合った挿管チューブのサイズを選択，適切な位置でチューブを固定する。

・鎮静

　症例によっては気管挿管，人工呼吸管理の際に鎮静を行うと処置および管理がしやすいことがある。フェンタニルクエン酸塩，モルヒネ塩酸塩，ミダゾラムなどを使用する。

物品（図1）

・人工呼吸器

　各施設にある人工呼吸器を使用する。人工呼吸器の種類により使用可能な換気モードや設定の方法が異なるので事前に確認しておく。

・加温加湿器

・呼吸器回路

治療の実際

　人工呼吸管理が必要と判断したら，必要物品を用意し，人工呼吸器を立ち上げ，換気モードおよび初期設定を決める。

　SIMVではPIP，PEEP，換気回数，吸気時間，酸素濃度などを設定する。PIPの設定は人工呼吸器の機種によって，絶対値で設定する機種とPEEP

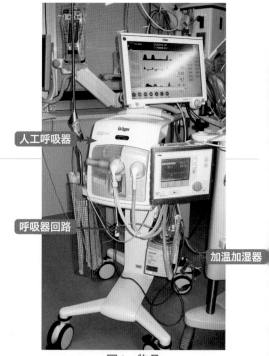

人工呼吸器

呼吸器回路

加温加湿器

図1　物品

に上乗せ（above PEEP）で設定する機種があるので，自施設で使用している機種がどちらであるか事前に確認をしたうえで設定する。人工呼吸器の初期設定の1例としてPIP 20 cmH$_2$O（絶対値），PEEP 5 cmH$_2$O，換気回数 40回/分，吸気時間0.5秒があげられる（表1）。人工呼吸管理を開始した後は，設定の調整が必要である。二酸化炭素は血液ガスの二酸化炭素分圧，呼気終末炭酸ガス濃度，経皮二酸化炭素分圧などをもとに調整する。

表1 SIMVの初期設定の1例

PIP	20 cmH$_2$O
PEEP	5 cmH$_2$O
換気回数	40 回/分
吸気時間	0.5 秒
PS	8 cmH$_2$O
酸素濃度	病態に応じて適宜

あくまで1例であり，施設ごとで決まった初期設定があれば施設ごとの初期設定で開始する。

二酸化炭素の調整には1回換気量，分時換気量が関与する。すなわちPIPもしくは換気回数で調整を行う。肺の状態は時々刻々と変化するため，使用している人工呼吸器が1回換気量，分時換気量を表示できる機種であれば，1回換気量を5～7 mL/kg，分時換気量を0.2～0.3 L/kg/分を目安に人工呼吸器の設定を調整する。F$_I$O$_2$は動脈血血液ガ

ポイント

1回換気量と分時換気量（表2）

二酸化炭素の調整は血中の二酸化炭素分圧（PaCO$_2$）の値で行う。PaCO$_2$の増減には1回換気量と分時換気量がかかわっている。

1回換気量は1回の呼吸運動（吸気・呼気）で換気する量であり，

　　1回換気量＝PIP−PEEP

分時換気量は1分間の呼吸運動で換気する量であり，

　　分時換気量＝1回換気量×換気回数

で規定される。

PaCO$_2$を下げようとするならば，1回換気量および分時換気量を増やせばPaCO$_2$が下がる。すなわち，PIPを上げる，PEEPを下げる，換気回数を増やせばよい。

反対にPaCO$_2$を上げようとするならば，1回換気量および分時換気量を減らせばよい。すなわちPIPを下げる，PEEPを上げる，換気回数を減らせばよい。

しかし，新生児は肺の虚脱を防ぐために，肺内圧を2～3 cmH$_2$Oに保っており，PEEPを2～3 cmH$_2$O以下に下げることはしない。PEEPは通常4～7 cmH$_2$Oで設定するが，CO$_2$を下げる目的でPEEPを調整することはあまりない。

表2 PaCO$_2$の調整

●PaCO$_2$を下げたい⇒1回換気量，分時換気量を増やす
・PIP ↑
（・PEEP ↓＊）
・換気回数↑
●PaCO$_2$を上げたい⇒1回換気量，分時換気量を減らす
・PIP ↓
（・PEEP ↑＊）
・換気回数↓

＊理論的にはPEEPの変更で調整可能であるが，実際はPEEP 4～7 cmH$_2$Oで設定することが多く，PEEPで調整することはあまりない

PaO₂の調整（表3）

　酸素化の調整はPaO₂やパルスオキシメータの酸素飽和度などで行うことになるが，酸素化にかかわる因子として，①肺胞内の酸素分圧，②肺表面積が関与している。肺表面積を増加させると肺胞におけるガス交換量が増え，酸素化がよくなる。肺表面積へ影響する因子は平均気道内圧（MAP）であり，MAPは以下の式で計算される。

$$MAP = [(PIP - PEEP) \times 吸気時間/60] + PEEP$$

　そのため酸素化の改善には，①F_IO_2を上げる，②PIPを上げる，PEEPを上げる，吸気時間を長くすることで達成される。

　注意点として，$F_IO_2 > 0.5$になると吸収性無気肺のリスクが上がる，PIPや吸気時間を増やすとエアリークにつながる，PEEPを上げると胸腔内圧が上昇して静脈還流が阻害される，などがあり，児の呼吸および循環状態を加味して調整する必要がある。

表3　PaO₂の調整

●PaO₂を上げたい
・F_IO_2 ↑
・PIP ↑
・PEEP ↑
・吸気時間を長くする

スの酸素分圧もしくはパルスオキシメータの酸素飽和度，経皮酸素分圧などをもとに調整する。F_IO_2が0.5を超えると肺胞内の窒素分圧が下がることで起こる吸収性無気肺が誘発されるため，0.5未満の管理を心がける。

　SIMVの場合，患児の吸気の終了のタイミングと人工呼吸器の吸気時間が合っていないことがある。人工呼吸器のフロー波形をみて吸気が終了（吸気フローが0になる）した後，呼気に移行しないのであれば設定している吸気時間が長い状態であり，強制換気の途中で患児の呼気努力が始まり，人工呼吸器との同調不良の原因になるため吸気時間を短くする。反対に吸気が終わり切る前に呼気に移行しているときは設定している吸気時間が短い状態であり，十分な換気が得られないため，吸気時間を長くする（図2）。患児に適した吸気時間を把握するためにPSVにして実際の呼吸様式を観察して決定することも有効である[1]。

　患児の自発呼吸が増え，PS（pressure support）圧が別設定可能な人工呼吸器を使用している状況であればPS圧を設定し，SIMV + PSによる管理を行う。そうすることである程度の強制換気回数を維持しつつ，設定した換気回数以上の自発呼吸はPSでサポートすることができる。

　PSVではPS圧とPEEP，酸素濃度などを設定する。人工呼吸器の機種によっては，無呼吸時のバックアップとして換気回数や最大吸気時間を設定する機種もある。PS圧はabove PEEPで設定することが一般的であるため，PIP = PS圧 + PEEPとなる。二酸化炭素の調整はSIMVと同じで，PSVの場合はPS圧にて調整する。F_IO_2の調整も

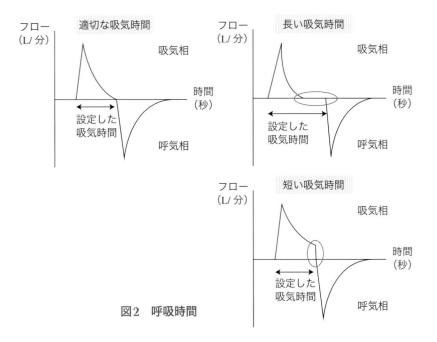

図2　呼吸時間

SIMVと同様である。

　呼吸状態，循環状態などの全身状態が改善したら抜管へ向けてウィーニングを開始していく。F_IO_2は0.05ずつ，PIP（PS圧）は2ずつ，換気回数は5ずつを目安に下げていく。抜管に際し人工呼吸器の条件，呼吸機能検査，修正週数，体重（抜管後のn-CPAP管理に用いるプロングのサイズがあるかどうか）などを考慮する。人工呼吸器設定が$F_IO_2 < 0.4$，PIP 12〜15 cmH$_2$Oで二酸化炭素，酸素飽和度が目標値を維持できる状態であること，呼吸機能検査（詳細は「E-2. 呼吸機能検査，E-3. 中枢性呼吸機能検査」の項を参照）を行い，長谷川が提唱する抜管基準を満たしていること，修正28週以降であることなどを目安として抜管を試みる。

トラブルシューティング

　人工呼吸管理を行っていると低酸素血症になる状況に出くわすことがある。その際にはまず手動換気に切り替え，DOPE（Displacement；人工気道の位置の異常，Obstruction；気道閉塞，Pneumothorax；気胸，Equipment failure；機器・装置の不具合）に沿って原因検索を進めていく。片肺挿管，事故抜管，挿管チューブの閉塞は人工呼吸器のグラフィックモニタでも判断することができ，早期の発見に有用である。そのため，普段から人工呼吸器のグラフィックモニタを観察するクセをつけておくとよい（詳細は「D-4. グラフィックモニタ」の項を参照）。

引用文献
1) 北畠康司：Q24吸気時間はどのように決定したらよいですか？　長　和俊編著：ステップアップ新生児呼吸管理—Q&Aで違いが分かる・説明できる，メディカ出版，83-85，2017

参考文献
1) 神山寿成：SIMV，PSV，周産期医49：436-439，2019
2) 長谷川久弥：新生児呼吸機能検査の臨床応用，東女医大誌81：165-170，2011
3) 河井昌彦：Q45 PaCO$_2$を下げるには呼吸回数と換気量のどちらを上げればよいですか？　長　和俊編著：ステップアップ新生児呼吸管理—Q&Aで違いが分かる・説明できる，メディカ出版，138-139，2017
4) 河井昌彦：Q46 PaC$_2$を上げるにはF$_I$O$_2$を上げるしかありませんか？　長　和俊編著：ステップアップ新生児呼吸管理—Q&Aで違いが分かる・説明できる，メディカ出版，140-141，2017

4. NAVA，NIV-NAVA

Neurally Adjusted Ventilatory Assist,
Non-invasive Ventilation with Neurally Adjusted Ventilatory Assist

和佐 正紀

　NAVAは，横隔膜活動電位（Edi）を利用し呼吸補助のタイミングや吸気圧および換気量を制御する人工呼吸器モードである（図1）[1]。挿管時のモードであるNAVA（図2A）と非挿管時のモードであるNIV-NAVA（図2B）があり，Servoシリーズ（Maquet社）に搭載されている。NAVAは患児の呼吸努力に応じた自然な呼吸パターンによる呼吸補助を行い，神経フィードバック機構を利用し適切な吸気時間の設定や過剰な圧補助の制限が可能で，患児-人工呼吸器間の非同期を改善することが期待される。

　従来の呼吸器は気道内圧やフローの変化をトリガーとしていたため，タイムラグが生じたり，リークによる影響を受けたりしていた。Ediは横隔膜の興奮を感知するため，気道内圧やフローの変化よりも早く，かつリークに影響されず，自発呼吸を感知することができるのが最大の特徴である。

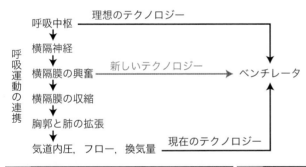

図1　自発呼吸と人工呼吸器との連動

Sinderby C, et al：Neural control of mechanical ventilation in respiratory failure. Nat Med 5：1433-1436, 1999[1] より引用，一部改変

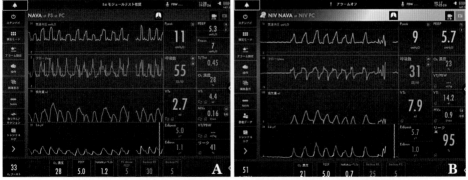

図2　NAVA（A）およびNIV-NAVA（B）使用時の呼吸器画面例
Edi（ピンク）を感知し，NAVA levelに応じて患児の呼吸努力に応じたPIP（黄色）を提供する。

表1　NAVAの不適応

栄養チューブの使用禁忌
神経・筋の信号伝達に問題のある場合
呼吸中枢に異常がある場合
自発呼吸のない患児
MRI

表2　Ediカテーテルサイズ

太さ(Fr)	長さ(cm)	電極間距離(mm)	体重(kg)	身長(cm)
16	125	16		>140
12	125	12		75～160
8	125	16		>140
8	100	8		45～85
6	50	6	1.0～2.0	<55
6	49	6	0.5～1.5	<55

適応

　NAVAの適応は自発呼吸があり，努力呼吸のある児，SIMVなどとの同調性が悪い児，抜管前のウィーニング，抜管後の呼吸サポート，無呼吸が想定される児などである。表1に不適応例を記載する。

　NAVAの注意点として，常に自発呼吸がないと機能せず，適切な呼吸数，横隔膜電気的活動を必要とすることがあげられる。呼吸中枢が成熟していない超早産児や脳室内出血(intraventricular hemorrhage：IVH)，敗血症などの重篤な疾患があるときには，これらが得られない可能性がある。また，早産児は高CO_2血症に対する反応が未熟で，低酸素血症により呼吸が減弱し，喉頭刺激に対する過剰な無呼吸反応がある。これら呼吸中枢の未熟性により，無呼吸や周期性呼吸につながることが多い。

準備

・NAVAモード搭載のServoシリーズ
・Ediカテーテル
・専用プロング・マスク

物品

Ediカテーテル

　現在6種類あり，経口または経鼻で挿入する。なお，Ediカテーテルは胃管としての機能も兼ねている。添付文書記載上は500 g以上の児で使用可能となっており，体重および身長を参考にEdiカテーテルサイズを選択する(表2)。

　使用前に本体脇に接続してあるケーブル(図3)でEdiモジュールテストを行う。ケーブル先端(図3A)をテストプラグに接続する(図3B)とEdiモジュールテストは自動的に行われる。

　Ediカテーテルは挿入前に水で浸し(図4)，コーティングしている薬剤を活性化させ，

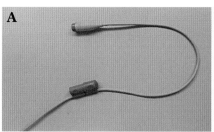 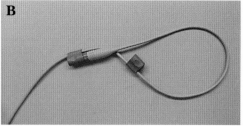

図3　Ediモジュールテスト
A：ケーブル先端，B：テストプラグに接続

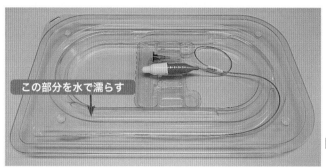

この部分を水で濡らす

図4　Ediカテーテルの準備

挿入しやすくする。潤滑剤，ジェル，シリコンスプレーなどは使用しない。

　ServoシリーズのServo-nにはNEX（鼻梁→耳朶→剣状突起）を測定すれば，「計算ツール」を用いて挿入長を計算してくれるソフトが入っている（図5）。実際には，それまで挿入していた胃管と同じ深さに入れてから，以下の「カテーテル位置」から確認を行うことが多い。

　カテーテルの位置が適切かどうかの確認は本体の「NAVA」から「Ediカテーテル位置」を押して行う。ハイライトが真ん中2つにくる深さが適切な位置である。QRS波の振幅は最下段のほうが真ん中よりも小さく出ていることを確認する（図6）。

治療の実際

　NAVAモードでの設定項目は下記のとおりである（図7）。

> ここに注意！
>
> 　経験上，Ediカテーテル挿入長を計算式およびカテーテル位置確認で調整するとX線を撮影した際に深くなっており，胃に刺さっているようにみえることがあるため，下2段にハイライトがくる状態で使用することもある。

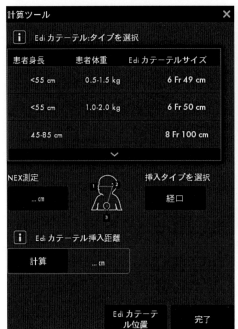

図5 Servo-nの計算ツール

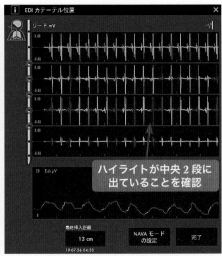

図6 Ediカテーテル位置
カテーテル位置が深い場合はハイライトが上に，浅い場合はハイライトが下に出る。

NAVA

・NAVA level

・PEEP

・酸素濃度

・Ediトリガー（通常0.5）

従圧式PC

・backup RR

・backup PC

・backup Ti

・無呼吸時間

　NAVA使用時の供給圧力は図8の計算式で決定される。

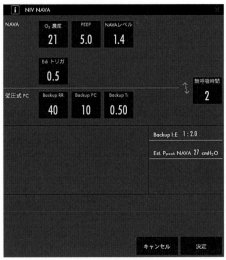

図7 設定項目

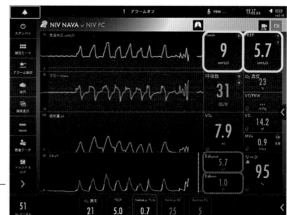

図8　供給圧力
供給圧力＝ NAVA level ×（Edi peak−
Edi min）＋ PEEP
$9 = 0.7 \times (5.7-1.0) + 5.7$

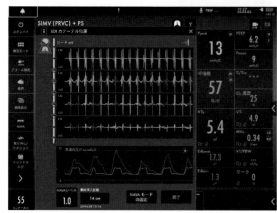

図9　NAVA level
下部にSIMVでの気道内圧が黄色で，
NAVA level 1.0での気道内圧の予測
が灰色で表示されている。

1）NAVAの初期設定

（1）NAVA level

　1 cmH₂O/μVで開始し調整していく。または「NAVA」の「Edi カテーテル位置」を押す
と下部に現時点での気道内圧が黄色線で，NAVAにした際に供給されると予測される
圧が灰色線で表示される。NAVA levelを調整し，灰色線が黄色線に相当するよう調節
し，NAVAを開始する（図9，表3）。

（2）PEEP

　NAVAに変更する前の設定をそのまま継続とする。

（3）無呼吸時間の設定

　無呼吸時間は患児状態に合わせて変更する。無呼吸時間を短くすると早めにバック
アップ換気が入るため，バックアップの設定を過剰にすると過換気となり，自発呼吸

表3　NAVA level の調節

Edi max を 5 ～ 15 μV となるよう NAVA level を調節する。
Edi max が < 5 μV の場合，NAVA level を下げる。
Edi max が > 20 μV の場合，NAVA level を上げる。
NAVA level は 0.1 ～ 0.2 cmH$_2$O/μV ずつ変更する。
NAVA level は通常 0.5 ～ 2.0 cmH$_2$O/μV で使用する。
NIV-NAVA での NAVA level は通常 NAVA より 0.5 ～ 1.0 μV/cmH$_2$O 高い。
Edi min が常に > 1 μV であれば PEEP を上げる。

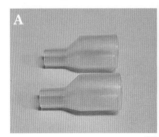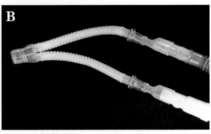

図10　コネクタ
A：コネクタ，B：コネクタを使用した呼吸器回路

を妨げるため注意を要する。トレンドで呼吸状態が安定しており，バックアップ換気が多いようであれば無呼吸時間の延長を検討する。

(4)バックアップ換気設定

　無呼吸時間を短く設定するとバックアップ換気の頻度が上がるため過換気に注意を要する。バックアップ換気の設定は NAVA 変更前の設定を考慮し，また回復の過程を考慮し設定する。過剰なサポートを防ぐために低めの設定が推奨されている。

(5)アラーム設定

　過剰な圧がかかるのを防ぐため，アラーム設定で吸気圧上限を設定する必要がある。

　抜管に関しては，他の呼吸機能検査と合わせて判断するが，NAVA level が ≦ 0.5 cmH$_2$O/μV で通常抜管可能である。NIV-NAVA では，NAVA level が < 0.5 μV/cmH$_2$O となれば n-CPAP への変更が通常可能とされる。

2) NIV-NAVA での注意点

　NIV-NAVA を使用するにあたっては，一度呼吸器をスタンバイモードにしてから「NIV ON」を選択する。また，呼吸器回路も特殊なコネクタを用いて接続する（図10）。

　マスクは Small から X-large まで，プロングは Micro から XXX-Large まであり，適切

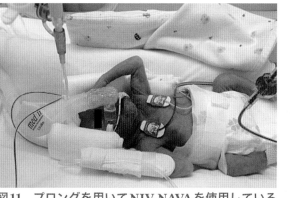

図11　プロングを用いて NIV-NAVA を使用している
　　　超低出生体重児

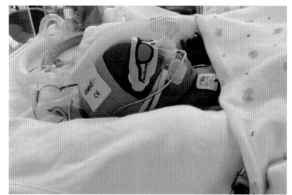

図12　マスクを用いて NIV-NAVA を使用している超
　　　低出生体重児

なサイズを選択する。

　プロングは彎曲側が患児口側にくるよう装着し，鼻腔と同じサイズのものを選択する。プロング全長の3分の2程度が鼻腔に入るようにし，全体が押し込まれないようにする（図11）。マスクは変形しない程度に装着する（図12）。また，結露が多いため，水のたれ込みを防ぐためにプロングやマスクと回路の位置に注意し，回路がプロングやマスクより高い位置にくるよう調整する。

　NAVA は Edi をトリガーとするため圧やフローの変化が小さい早産児・新生児でリークが多くても自発呼吸と同調したサポートが可能であることから，リークが80 〜 90%でも使用可能である。

87

文献
1) Sinderby C, et al：Neural control of mechanical ventilation in respiratory failure. Nat Med 5：1433-1436, 1999

さらにもう一歩

　Servoシリーズの測定データは記録することができ，呼吸器の画面でもトレンドを見ることができる。Servo-uでは72時間さかのぼって経時的なEdi，PIP，呼吸数，バックアップ換気の回数や頻度の変化を見ることができる。

　例えば，下図の例ではバイタルサインが安定していたものの，12時間くらい前からバックアップ換気の頻度が上がっている。バックアップ換気が増えたことにより，自発呼吸は抑制され，Ediや呼吸数が下がっているのがわかる。バイタルサインの変動や，リアルタイムの画面では気づかれない可能性もあるため，トレンドを見ることも重要である。バックアップ換気が長時間続いた場合には，設定が適切か確認を促す画面が表示され，バックアップからNAVAへ自動的に戻らないことがある。本例では，無呼吸アラームをいったんオフとし，自発呼吸があるときはNAVA，ないときはバックアップ換気で対応した。

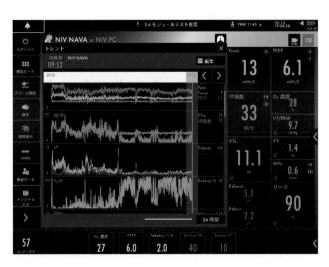

5. APRV
Airway Pressure Release Ventilation

鈴木 悠

　APRVとは長いCPAP相と極めて短い圧開放相を特徴とした人工呼吸のモードである。虚脱肺を広げるためにCPAP圧が高圧となると，静脈還流が抑制され，換気が不十分となる。これを避けるため，高い気道内圧(P high)を一定時間続けた後，極めて短時間だけ T low圧を開放することで，高圧でのリクルートメントを可能とした呼吸補助法である。自発呼吸は人工呼吸サイクルとは無関係に行えるため，横隔膜の動きが温存され，鎮静薬の減量や背側肺の換気に有用である。

適応と禁忌

　低酸素性呼吸不全に対する換気モードであり，通常の人工呼吸管理では対応できない急性呼吸不全に対して自発呼吸を温存して換気を補助する，または open lung strategy としてのリクルートメントを行うために用いる。

　明確な禁忌はないが，以下の状態では避けたほうがよい，または検討が必要である。

1) 循環動態が不安定(心機能低下など)：胸腔内圧上昇による血圧変動など
2) 頭蓋内圧が上昇している症例
3) 喘息やCOPDなど気道抵抗が高い症例：過伸展を起こす可能性がある
4) 自発呼吸のない症例：換気が不十分になる可能性

> **ここに注意！**
>
> 　APRVでは高いCPAPレベル(P high)から短時間リリースする(T low)ことで，肺胞内に呼気時の陽圧が残り肺胞虚脱を防いでいる(PEEP)。自発呼吸は高圧相で開かれた状態で行われる。
>
> 　一方，BIPAP(高低2つのCPAPレベルを設定する換気モード)モードでは低圧相を長くすることで肺容量を下げて循環抑制など高圧に伴う事象を回避できるが，低圧相で肺胞虚脱することがあり P low を設定してこれを防ぐ。自発呼吸は高圧相・低圧相の両方で行われる。
>
> 　APRVモードを用いても T low を長くとると BIPAP モードと同じになってしまうことに注意が必要である。

表　APRV開始時の初期設定

	今まで呼吸管理されていない児 （今回挿管してはじめて使用）		従来の呼吸管理からの 移行		HFOVからの移行	
	小児	新生児	小児	新生児	小児	新生児
P high	20〜30	10〜25	従量式：プラトー圧 従圧式：ピーク圧		mPaW+2〜4	mPaW+0〜2
P low	0	0	0	0	0	0
T high	3〜5	2〜3	3〜5	2〜3	3〜5	2〜3
T low	0.2〜0.8	0.2〜0.4	0.2〜0.8	0.2〜0.4	0.2〜0.8	0.2〜0.4

準備

初期設定（表）

(1) P high の決め方

$EtCO_2$，SpO_2，胸部所見などをみながら決める。虚脱肺が開通するには高圧を必要とするが，APRV導入後，虚脱肺が開通したら，虚脱しないポイントまで圧を下げていく。

(2) $PaCO_2$ が高いとき

P high を上げる，または T high を減らす（解放回数を増やす）と減少するが，開放時間を増やすと虚脱する危険が高まるため，ある程度の高CO_2血症は許容する。

(3) 換気量

P high と T low により呼出量が決まるが，実際の換気量・二酸化炭素排出能力は P high に重なる自発呼吸によって変化する（換気量6 mL/kgを目標としない）。

(4) 鎮静

自発呼吸は可能な限り温存する（不要な鎮静・鎮痛を避け，横隔膜の動きを妨げない）。

(5) F_1O_2

1.0で開始し，状態が安定したら速やかに下げていく。

物品

グラフィックモニタが搭載されている機器であれば設定は可能である。APRVモードが搭載されているものとしては，以下があげられる。

・Evita®（Dräger社）

・AVEA®（CareFusion社）

・HAMILTON-G5（HAMILTON MEDICAL AG社）など

治療の実際(図1, 図2)

　表を参考に開始し, 基本的には, 診察での呼吸状態とグラフィック波形をみながら設定を変更していく。

離脱時

Drop & Strech

　数時間ごとに, P high を下げると同時に T high を延長していく。P high 10前後となれば, CPAPへ変更, 離脱する。

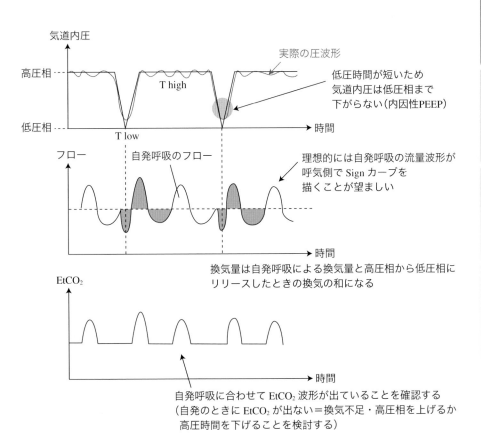

図1　APRVモードでのグラフィックモニタの見方

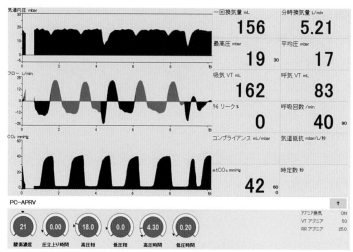

図2 APRV実際の波形

＊CPAP＋PSやSIMVへの変更は必要ない。

参考文献

1) Habashi NM：Other approaches to open-lung ventilation：airway pressure release ventilation. Crit Care Med 33 Suppl：228-240, 2005

6. HFOV
High Frequency Oscillation Ventilation

佐藤 雅彦

HFVは，生理的呼吸数よりも遙かに多い換気回数を用いてガス拡散を増強することで，小さな1回換気量で換気を行う方法である。

換気能力が高く，通常のCMVでは換気困難な症例に使用されることも多い。また，適正な肺容量を保ったうえで小さな圧変動でも換気可能なことから，人工呼吸器関連肺障害を最小限に抑えることができると考えられている。

適応

NICUへ入院する病的新生児のほとんどが適応となり得るが，利点と懸念事項(表1)を理解したうえで使用する。

準備

1)機器の確認

HFVモードが搭載されている機器かどうか，各設定を一度に変更可能か確認する。一度に設定変更ができない場合は，介助者に用手換気を行ってもらいながら設定変更するとよい。また，各人工呼吸器HFVモードに推奨される呼吸器回路が使用されているかを確認する。

2)呼吸器パラメータ，加湿状態の確認

切り替え前の平均気道内圧(MAP)はHFV時の呼吸器設定の参考となるため，F_IO_2はHFV切り替え後の効果判定の参考となるため事前に確認しておく。またHFVでは呼吸器から供給されるガス温度が高く，一般に加湿不足となりやすいことから，切り替え

表1　HFVの利点と懸念事項

利点	懸念事項
・ガス拡散が増強されるため，少ない1回換気量で換気可能であり，換気能力も高い。 ・平均気道内圧(MAP)を維持することが容易で，換気に影響されにくいことから，肺容量を保ちやすい。	・気道閉塞病変より換気能力が著しく低下しやすい。 ・胸腔内圧が持続的に高くなることから，循環動態へ影響することがある(静脈うっ血，循環不全)

前後での変化に注意する。

3) 気道閉塞の有無を確認

　HFVでは気道閉塞により振幅圧が容易に減衰するため，挿管チューブの屈曲や回路内の水滴に注意する。また気管内吸引により事前に吸痰を行っておくとよい。

物品

　HFVモードを搭載した人工呼吸器を用いる。国内では，Humming Vue，ハミングV，ハミングX，カリオペα（Metran社），Babylog 8000 plus，Babylog® VN500（Dräger社），SLE2000HFO，SLE5000，SLE6000（SLE社），ファビアンHFOi（ACUTRONIC社），3100A（Vyaire社），Servo-n（MAQUET社）などが使用される。

実際の使用

1) HFVにおける呼吸器パラメータ（図1）

・MAP【cmH_2O】

・振幅圧（Amplitude， △ Pressure）【cmH_2O】

　※実際に発生する換気量はstroke volume（SV）やVthfなどと呼ばれる。

・振動数（Frequency）【Hz】

・吸入酸素濃度【%】

・IE比（吸気呼気時間比）【%】

　各パラメータはそれぞれ，酸素化と換気にそれぞれ影響するため，状態に応じて設定を変更していく（表2）。

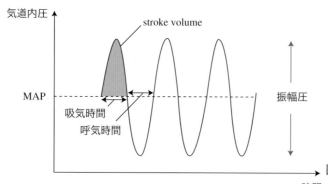

図1　HFVにおける人工呼吸器パラメータ

表2 各パラメータと酸素化，換気の関係

	酸素化を改善(PaO_2↑)	換気を改善($PaCO_2$↓)
MAP(cmH_2O)	上げる	－
振幅圧(cmH_2O)	－	上げる
SV(mL)	－	上げる
振動数(Hz)	－	下げる
吸入酸素濃度(%)	上げる	－

ポイント

　CMVと異なり，HFVでは振動数を下げることで換気量を増やすことに注意する。HFVにおいては，振幅圧を上げるか，振動数を下げる(図2)ことで換気を改善($PaCO_2$を低下)させることができる。

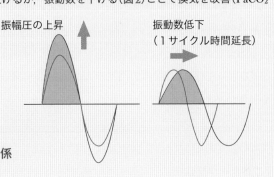

図2　振幅圧，振動数の関係

2)設定の実際

・HFVモード切り替え前に使用していたMAPよりも2～3 cmH_2O高いMAPで開始する。X線写真の横隔膜位置は9～10肋間が適正であることが多い。

・1回換気量1.5～2 mL/kgを目安とし，適正$PaCO_2$であることを採血や経皮モニタで確認する。1回換気量はSVとして直接設定する機種と，呼吸器に表示される換気量（Vthfなどと表示）をみながら振幅圧や振動数を設定する機種がある。

3)病態別の対応

　表1の利点と懸念事項を理解したうえで，以下のような病態で用いられることが多い。

(1)換気困難(重症呼吸窮迫症候群，肺低形成，横隔膜ヘルニア，胎児水腫，腹圧の異常な上昇など)

　肺または胸郭コンプライアンスが低下するような病態で，通常呼吸管理では非常に高い換気圧を要する（または換気困難）場合であっても，ガス拡散が増強されるHFVでは換気可能な場合が多い。パワーが不足しやすい機種（非ピストン式）では振動数をしっかり下げないと，換気が得られないことがある。

(2)肺高血圧(胎児循環遺残，横隔膜ヘルニア，肺低形成など)

　換気困難から高CO_2血症(とpH低下)や低酸素血症による肺血管抵抗上昇が，さらなる肺高血圧を助長するような場合に効果的である。高いMAPによる静脈還流低下で酸素化が悪化する場合もあることから，肺胞が虚脱しない程度の比較的低いMAPが選択される。

(3)気道閉塞(胎便吸引症候群，人工肺サーファクタント投与後)

　胎便吸引症候群においては，併発する病態(新生児遷延性肺高血圧症，気胸，化学性肺炎)からもHFV管理が望まれることが多い。胎便による気道閉塞により振幅圧が極端に減衰(体表の振動が少ない)してしまう場合，サーファクタントによる洗浄などが奏功する場合がある。このときHFVでは気道の貯留物が近位へ引き出されてくるため，適宜吸引が必要となる。またパワーが不足し換気量が維持できない場合は振動数を下げる必要がある。人工肺サーファクタント投与後，投与液により気道抵抗が高くなることや，人工肺サーファクタントが口元側へ引き出されることなどから，しばらく通常呼吸管理とした後にHFVへ切り替えることが多い。

(4)エアリーク症候群

　肺胞内圧変動が少ないことから，さらなるエアリーク悪化を防ぐことを目的にHFVを使用することがある。この場合，肺胞を虚脱させない程度の比較的低いMAPで使用されることが多い。重症のPIEに陥ってしまった場合，エアトラッピングを最小限に抑えつつ換気量を維持するために，低い振動数(10 Hz以下)やIE比1:1以上での管理が奏功することがある。

(5)慢性肺疾患

　慢性肺疾患の急性増悪時には，コンプライアンスが急激に低下する場合があり，CMVで高い換気圧を要する場合にrescue therapyとしてHFVが用いられる。進行し確立した慢性肺疾患では通常虚脱と気腫化した肺胞がびまん性に散在し，肺胞数が減少，死腔が増加している。このような場合でも換気能力が高く，MAPを十分に保つことで肺リクルートメント強化が可能なHFVが効果的な場合がある。

> ここに注意！　機種によってIE比をコントロールできるものがあるが，通常はI：E＝1：1(IE比50％)で使用する。重症PIEのときなどエアトラッピングを防ぐ目的でI：E＝1：2(IE比33％)とすることがあるが，呼気時間の延長により肺胞内MAPが設定値よりも低下することが知られており，注意が必要である。

　図3のように肺の圧容量関係は線形ではなく，吸気曲線（inflation limb）と呼気曲線（deflation limb）とが異なった非線形的性質を持つ。このためHFVで同じMAPであっても呼気曲線上に乗っている肺では，多くの肺胞が開放・動員されている。逆に吸気曲線上に乗っている場合，肺胞は虚脱しており，酸素化や換気が悪化する。

　そこでHFVにおいては，吸引後や本人のいきみなどで肺胞が虚脱した場合に，sustained inflation（SI）が行われることが推奨されている。臨床でよく行われるSIとしては，MAPよりも5〜10 cmH$_2$O高い圧を10〜15秒程度，HFVを止めてかけるstatic SIやHFVを止めずにそのままMAPを上げるpulsatile SIなどがあり（図4），機種によっては自動的にSIが行われるように設定できるものがある。

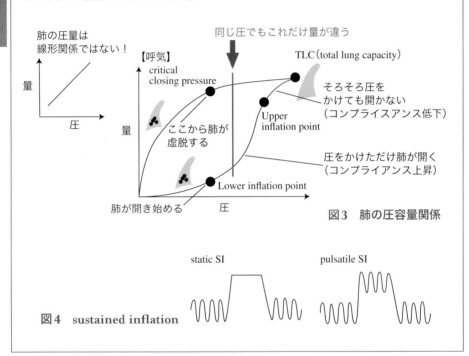

図3　肺の圧容量関係

図4　sustained inflation

7. VG，MMV
Volume Guarantee, Mandatory Minute Volume

和佐 正紀

　VG，MMVを搭載している呼吸器では，それぞれ1回換気量または分時換気量を規定することができる。これがVTVと呼ばれる。VGでは呼吸器が各呼吸の呼気1回換気量を測定し，次の吸気でのPIPを調整，1回換気量を規定量確保する仕組みになっている。Babylog® VN500（Dräger社）には自動リーク換気量補正が付いているためリークの多い症例でもVG可能だが，リークが50 ～ 60%を超える場合には使用を控える。

適応

　新生児の肺は状態が変動しやすいが，従圧式のSIMVでは一定のPIPを提供するため，肺のコンプライアンスやリークによってPIPを調節する必要がでてきたり，換気量の変動が大きくなったりすることがある。状態によっては，過剰な容量負荷による容量損傷（volutrauma）を引き起こしたり，過少な圧によって肺胞虚脱を引き起こしたりする可能性がある。

　VTVでは1回換気量が規定されているため，1回換気量が多くなることによるvolutraumaを予防したり，1回換気量が変動することによる分時換気量の変動を減らすことにより，$PaCO_2$を安定させ脳血流の変動を少なくし，脳への障害を減らすことなどが期待される。また，低い1回換気量による無気肺損傷（atelectrauma）や$PaCO_2$の上昇を減らすことも期待される人工呼吸器モードである。

　当科では，SIMVやHFOVで呼吸サポートを行っている児で，サーファクタント投与後など人工呼吸器のウィーニング時，分泌物や体動などで換気量が不安定となりバ

> **ポイント**
>
> 　Cochrane Libraryによると，VTVによる人工換気はpressure limited ventilationと比較し，死亡と慢性肺疾患を減少させ，気胸の減少，人工呼吸管理期間の短縮，脳室内出血と脳室周囲白質軟化症grade 3 ～ 4を減少させた。長期的な神経学的予後に関しては，さらなる検討が必要であるとされている。
>
> 　早産児において，換気量を保証し，それに必要な圧を供給するVG，MMVによって，コンプライアンスの改善に伴いPIPが自動的に下がり，ウィーニングを進められることがある。

イタルが変動する児などにVGを用い換気量の確保を行ったりしている。

準備・物品

　現在VGおよびMMVは Dräger 社の Babylog® VN500 や Babylog® 8000 plus で使用可能である。VGは SIMV，A/C，PSV，HFOV のいずれかの換気モードで追加設定として利用し，MMV は PC-MMV の設定で利用する。

設定の実際

　新生児では SIMV および HFOV を使用する機会が多いため，SIMV および HFOV でのVGについて主に説明する。ほかに A/C，PSV でも使用することができる。

1) SIMV ＋ VG（図1）

　SIMV に VG を併用した場合は，SIMV で設定した回数の強制換気にのみ VG が適応される。SIMV の強制換気以外の自発呼吸には PS の圧が適応され，VG は適応されない。

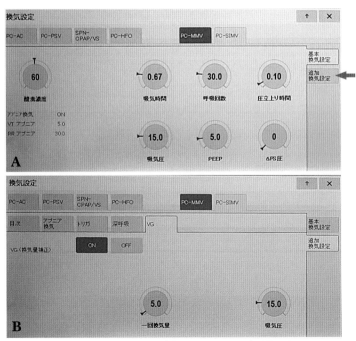

図1　SIMVにVGを追加するときの呼吸器画面
A：SIMVにVGを追加する場合は「換気設定」の「追加換気設定」から行う。
B：VGをONにし，1回換気量を設定する。

- 1回換気量 4 〜 8 mL/kg

- 肺低形成，無気肺では低めに

- 体重が小さな児，慢性肺疾患，胎便吸引症候群では高めに

- **圧制限設定**

　規定の1回換気量に到達するよう余裕を持たすために実際のPIPより3〜5 cmH$_2$O高めに設定する必要がある。しかし，圧上限が高すぎると想定外に高いPIPがかかることがあるため，25〜30 cmH$_2$Oに設定するのが現実的である。

　1回換気量は通常4〜5 mL/kgで開始し，PaCO$_2$を参考に調節を行う。SIMVの換気回数に同調している場合は，肺の状態がよくなるにつれて強制換気のPIPは自然に下がってくる。VGのウィーニングは自発呼吸の確立に合わせてSIMVの回数を減らしていく。

2) HFOV ＋ VG

　SIMV＋VGのときと同様，HFOVの「追加換気設定」からVGをONにして1回換気量 を設定する。HFOV＋VGでは規定の1回換気量に到達するよう自動的に振幅が調整されるため，振幅上限を設定する必要がある。振幅上限に関しては，口元センサで圧を感知しており，肺に到達する圧は減衰していることから高めに設定するなどの工夫も必要である。

- **1回換気量の初期設定**

　小さな児ほど死腔が増えるため体重あたりの1回換気量は多く必要になる傾向がある。まずは1回換気量 2.0 mL/kg前後とし，PaCO$_2$を指標に調整していく。その他，振動数やI：E，MAPの調整はHFOVのときと同様である。

3) PC-MMV（図2）

　PC-MMVでは分時換気量を規定し制御する人工呼吸器モードである。1回換気量および呼吸回数を設定することにより，分時換気量が規定される。

- **VT×RR→最低MV**

　無呼吸や不規則な呼吸の新生児に対して，分時換気量を一定に保つため，CO$_2$の安定化が図れる。強制換気以外の自発呼吸にはPSが適応される。自発呼吸が多ければSIMVの回数が自動的に減っていくため，呼吸回数を自然にウィーニングしていける設定である。しかし，自発呼吸によって設定された分時換気量が早期に達成されてしまった場合には機械換気がなくなり，CPAPと同様の状態になってしまうことがある

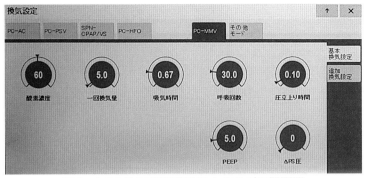

図2　PC-MMVを設定するときの呼吸器画面

ここに注意！

　HFOVでもSIMVでもVG機能により換気量が一定となり，過換気および換気不良を防ぐことが可能となる。しかし，自動的に圧が上がっていくことから，分泌物貯留などにより気道抵抗が増えたときに気づかれにくい点などがあるため，振幅や圧のトレンドをみたり，定期的な吸引などを意識する必要がある。VGに到達しないというアラームが出た場合には，チューブ閉塞や位置異常などを念頭に置く必要がある。

ため，注意が必要である。

D 呼吸管理中のモニタリング

1. パルスオキシメータ

兵藤 玲奈

　パルスオキシメータは皮膚の表面から動脈血酸素飽和度（SpO_2）と脈拍数を非侵襲的にモニタリングする機器として，1974年に日本で開発された。これにより低酸素血症を早期発見することが可能となり，呼吸および循環動態が急激に変動しやすい新生児の管理には欠かせないモニタとして普及している。近年は技術の進歩により機器の精度や操作性が向上している。測定された数値を正しく理解し，臨床に役立てることが重要である。

適応

　NICUに入院する児は全例適応となる。特に呼吸器疾患や心疾患の児，酸素療法や人工呼吸管理を要する児，新生児仮死や感染症など全身状態が不安定な児，無呼吸発作のリスクが高い早産児などでは適切な治療を速やかに行うために重要なモニタである。また2010年以降，日本版新生児蘇生法（NCPR）ガイドライン2010，2015では蘇生時にパルスオキシメータを装着することが推奨されている。低酸素血症を防ぎ，高濃度酸素への不要な曝露を避けるために，疾患に応じて目標SpO_2を設定する。

物品（図1，図2）

- ・パルスオキシメータ
- ・未熟児・新生児用のプローベ（粘着テープ型）
- ・（必要に応じて）プローベを固定するテープ

測定の仕組み

　パルスオキシメータは，センサの発光部から2つの光（赤色光660 nmと赤外光940 nm）を発光し，装着部位に吸収されずに透過した光を受光部で受け，SpO_2と脈拍数を測定している（図3，図4）。

　血液中の酸素は，血漿に溶解している溶解酸素とヘモグロビンと結合している結合酸素の2つの形で存在するが，溶解酸素は1〜2%であり，大部分の酸素はヘモグロビ

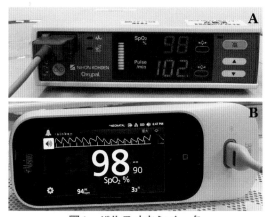

図1　パルスオキシメータ
A：日本光電社，B：マシモ社

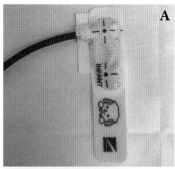

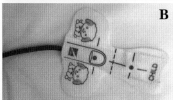

図2　プローベ
A：新生児用，B：乳児，小児用

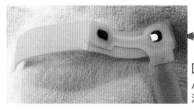

図3　プローベ接続例
パルスオキシメータにプローベを接続した際，LED光が
消えていたり，点滅したりしていないか確認する。

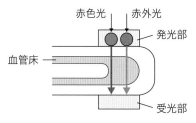

図4　パルスオキシメータによる脈波
　　の検知

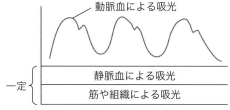

図5　光の吸収
動脈の拍動による容積の変化を吸収された光の量
的変化で捉え，脈波を検知する。

ンに結合して組織に運搬される。酸化ヘモグロビン（鮮紅色）は赤外光を吸収しやすく，
還元ヘモグロビン（暗紫色）は赤色光を吸収しやすいという吸光特性を利用して，赤色
光と赤外光の吸収された光の比率によりSpO_2を算出している。

　発光部の光は血液以外の組織層，動脈血層，静脈血層を通過し，各所で吸収されて
受光部に到達する。組織や静脈層における吸光は一定であり，変化するのは拍動する動
脈血層のみとなるため受光部に届く信号の変化成分は動脈血のみとなる。これにより，
赤色光と赤外光の変化成分の比率から動脈血だけのSpO_2が求められることとなる（図5）。

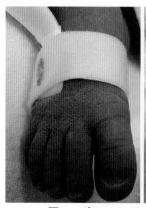
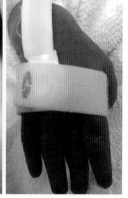

図6　プローベのつけ方　よい例

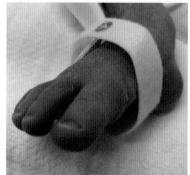

図7　プローベのつけ方　悪い例
巻き付け方が緩く正しく装着できていない。

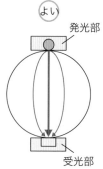

よい

発光部

受光部

発光部と受光部が
向き合っている

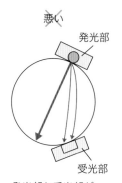

悪い

発光部

受光部

発光部と受光部が
ずれている

図8　プローベの装着

測定の実際

・新生児では手掌，前腕，足背（第4趾の付け根付近をターゲットにプローベを装着することで親指側より組織の厚みの影響を受けにくくなる）に装着する。乳児では足趾（第1趾）に装着する場合もある（図6，図7）。

・発光部と受光部が互いに向き合うように装着する。発光部と受光部がずれると生体を透過しない外部光が受光部に回り込みやすくなる（図8）。

・超早産児など皮膚が未熟な児の場合は，装着部をガーゼで保護する，プローベの粘着力を弱めてから使用するなどの工夫が必要である。

・脈波が安定したきれいな波形になり，SpO$_2$値，心拍数が表示されていることを確認する。

・プローベは数時間ごと定期的に装着部位を変更し，皮膚の観察を行う。

ここに注意！

・目標SpO₂値を下回る場合，呼吸の状態，無呼吸やチアノーゼの有無を確認する。努力呼吸なく皮膚色が良好な場合には，体動による影響やプローベがきちんと装着されているか，手足が冷たくないかなどを確認しSpO₂を正しく測定できているかどうかを再評価する。

・末梢血管の血流が悪いことによる低灌流状態では測定が困難となる。手足が冷たいときは正確に測定できないので，その場合は手足を温めるか他の部位に付け替える。

・プローベが適切に装着されていないと正確な測定ができない。

　　緩すぎる場合：体動によるプローベのずれや脱落が起こりやすい。静脈拍動の影響を受けやすくなる。

　　きつすぎる場合：血管の圧迫により脈動が小さくなり安定した測定を阻害してしまう。静脈に拍動が発生し，静脈成分も動脈成分と機械が認識することでSpO₂が低く表示される。組織の圧迫により，低温熱傷や圧迫壊死などの皮膚障害が起きやすくなる。特に皮膚が未熟な児では注意が必要である。

・各社の機種の測定精度は±2％程度であり，機種間で差が生じることを知っておく。

・NCPRガイドラインでは蘇生の際にプローベを右上肢に装着することが推奨されている。右上肢のSpO₂は動脈管を通る混合血の影響を受けないからである。

・SpO₂値に上下肢差がある場合は下肢の血流が動脈管に依存した心疾患（左心低形成症候群，大動脈縮窄症など）や動脈管を介する右左シャント（新生児遷延性肺高血圧症など）の可能性を考える。このような場合は同じ機種のパルスオキシメータ，プローベを2つずつ用意し，右上肢と下肢に装着してモニタリングを行う。

・従来のパルスオキシメータは異常ヘモグロビン（一酸化炭素ヘモグロビンやメトヘモグロビン）を識別できないため，一酸化炭素中毒やメトヘモグロビン血症などで異常ヘモグロビンが増えるとSpO₂の測定に誤差が生じる。最近は機種によりSpO₂とともに一酸化炭素ヘモグロビンやメトヘモグロビンも測定できる。

・灌流指標（perfusion index：PI）を算出し，末梢循環の状態を評価できる機種もある。パルスオキシメータにより末梢組織の動脈血における赤外光の拍動成分と非拍動成分を検出し，その比率からPIを算出する。

　　PI（％）＝拍動成分／非拍動成分×100で表され，血流量の変化と相関していることが報告されている。PIは0.02〜20％の間の値をとり，1％以上が望ましいとされているため，数値が低い場合は末梢低灌流によりSpO₂が検出されにくくなると考えられる。

2. End-tidal CO$_2$
End-tidal Carbon Dioxide

佐々木 綾子

呼吸器条件を適切に設定するためには血中のPaO$_2$やPaCO$_2$を測定する必要があるが，頻回な採血が必要なため患児への負担もかかり，特に極低出生体重児では採血回数が多いと貧血となり輸血が必要になることもある。それゆえ，非観血的にモニタすることにより，頻回採血を回避できる。PaO$_2$のモニタはパルスオキシメータで酸素飽和度を評価することにより可能であり，PaCO$_2$のモニタは経皮二酸化炭素モニタとEtCO$_2$の測定が可能となり，広く使用されるようになった。ここではカプノメータを使用するEtCO$_2$について述べる。

┃適応

　比色法によるカプノメータは蘇生時に気管挿管を施行するときに使用する。呼気中のCO$_2$が検出されることによって変色し，気管チューブが気管内に適切に挿入されているかを評価できる。

　呼気中CO$_2$濃度を赤外線吸光度により測定するカプノメータは人工呼吸管理中の児に対し行い，適切な換気条件かをモニタするために使用される。

┃準備

・バイタルサインのチェック

　呼吸器回路内に組み込むため，患児のバイタルが安定しているときに行う。

・回路内水滴の状態のチェック

　水滴が多いと，検査値や波形に影響する。

┃物品（図1，図2）

・カプノメータ（または生体モニタに内蔵されているもの）

・アダプタ

・センサ

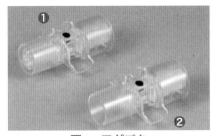

図1 アダプタ
①死腔量0.5 mL フローセンサ接続不可
②死腔量1.8 mL フローセンサ接続可
　　　　　　　　　　　（日本光電社提供）

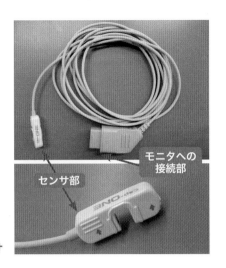

図2 CO₂センサ

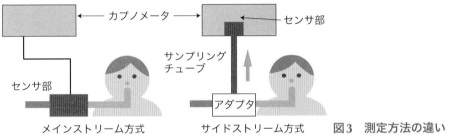

メインストリーム方式　　サイドストリーム方式　　**図3 測定方法の違い**

カプノメータ

　カプノメータとは$EtCO_2$を検出する機器である。人工呼吸管理中に使用されるのは呼気中のCO_2濃度を赤外線の吸光度を利用して測定するカプノメータである。カプノメータはサンプリング方法により，2つに分かれる（図3）。最近では生体モニタ内に内蔵されているものも多い。

(1)メインストリーム方式

　気管チューブと呼吸器回路の間にアダプタを接続し，それにCO_2センサを装着し，アダプタ内を流れる呼気から直接CO_2濃度を測定する方式である。気管チューブからすぐの呼気を測定するため応答時間が早いのが特徴である。反面，直接アダプタを呼吸器回路に装着するため，死腔の増加や，重さで挿管チューブが屈曲するなどのデメリットがある。また，水滴や分泌物などにより測定値が変動することもある。

(2)サイドストリーム方式

　気管チューブと呼吸器回路の間にサンプリングチューブ付きのアダプタを装着し呼

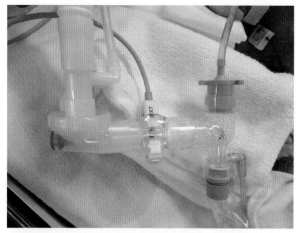

図4　実際の接続

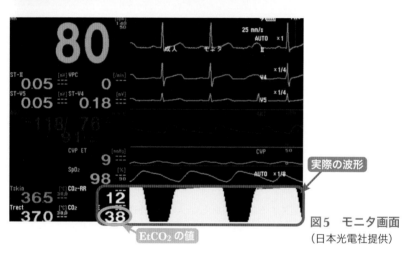

実際の波形

図5　モニタ画面
（日本光電社提供）

EtCO₂ の値

気を吸引して測定器内に引き込み，CO_2濃度を測定する方式である。死腔が少なくてすむことが特徴である。しかし，呼気を引き込む時間があるので，応答時間はメインストリーム方式と比較して値が安定するまでに時間がかかる。また，サンプリングチューブが水滴や分泌物などにより閉塞することもある。

検査の実際

　　コードを測定装置または生体モニタへ装着し，気管チューブと呼吸器回路の間にアダプタを取り付けると測定が開始される（図4）。モニタ画面には数字と波形が表示される（図5）。サイドストリーム方式も同様である。

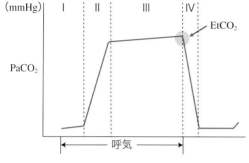

図6　正常のカプノグラフ

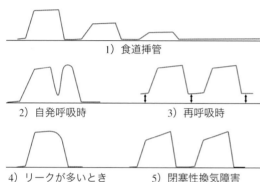

1）食道挿管

2）自発呼吸時　　　　3）再呼吸時

4）リークが多いとき　　5）閉塞性換気障害

図7　代表的な異常波形
高橋大二郎，他：カプノメーター（呼吸終末二酸化炭素分圧モニター）．Neona Care 28：326-335，2015[1]

1）呼気終末炭酸ガス濃度

　数字は$EtCO_2$値であり，文字どおり呼気終末の炭酸ガス濃度である。カプノグラムにおける呼気相から吸気相に反転する呼気終末（第Ⅲ相の終わり）が最もCO_2濃度が高くなり，$PaCO_2$と相関する（図6）。新生児の場合，一般的にカフのない気管チューブを使用するため，気管チューブ周囲のリークの問題で，一般的に$EtCO_2$が$PaCO_2$に比べて低い値をとることが多い。

　基準値は35 〜 40 mmHgではあるが，あくまでも参考であり，患児の呼吸状態と目標にするPaO_2により変化してくる。また，$EtCO_2$は前述したとおり，$PaCO_2$よりも低くなることが多いため，装着後波形が安定したら，実際に児の$EtCO_2$と血液ガスでのPaO_2の乖離の程度を評価し$EtCO_2$の目標値を設定し管理していく。

2）カプノグラフィ

　カプノグラムの波形の形も注意していく。図6で正常のカプノグラムの波形を示したが，このような波形にならない場合，異常が生じている可能性を考えて対処する。代表的な異常カプノグラムは図7にまとめて示す[1]。

蘇生のときの食道挿管や，計画外抜管の際に認められるのは，最初の波形から徐々にピークが低くなり，やがて平坦になる波形である。食道挿管であっても，最初の数回は波形が認められるので注意が必要である。

　突然，波形が消失する場合は，呼気中のCO_2の測定ができていない，つまり，センサ部位まで呼気が届いていないということなので，チューブトラブル，気管チューブの計画外抜管，閉塞（屈曲，分泌物による），呼吸器回路や呼吸器本体の異常などを考慮する。

　自発呼吸が出現する場合は第Ⅲ相のプラトー部分にノッチが入る。そのため，多呼吸の場合は波形が乱れ，$EtCO_2$値は低く表示され，正確な評価は難しくなる。同じ理由で1回換気量が非常に少ない高頻度人工換気（HFV）では$EtCO_2$は測定できない。また，呼吸器回路の死腔が多く，再呼吸を行っている場合は，吸気にもCO_2が含まれているため，基線が0にならない波形となる。気管チューブのリークが多い場合はプラトーが最後まで維持されないため，第Ⅳ相に移るときの傾斜がシャープではなく，丸くなる波形になる。換気量のミスマッチや慢性肺疾患，肺気腫などのような閉塞性換気障害が存在すると，第Ⅲ相のプラトー部分が右上がりに傾斜が強い波形になる。

> **ここに注意！**
> 　基本的には呼気のCO_2濃度を測定するので，なるべくリークが少ないほうが正確な値となる。リークが多いと正確に測定できないばかりか死腔が多くなり児の負担になる。また，HFV使用中では使用できないので，そのときには経皮二酸化炭素分圧モニタなどの別な方法を検討する。

> **ポイント**
> 　$EtCO_2$は経時的に評価でき，頻回の採血を回避できるなどの面で有用なモニタである。近年は死腔量の少ないアダプタも開発されている。また，非挿管下での$EtCO_2$測定も可能となってきており，上手に利用することでより肺に優しい人工呼吸管理を行えると期待される。

文献
1)　高橋大二郎，他：カプノメーター（呼吸終末二酸化炭素分圧モニター）．Neona Care 28：326-335，2015

3. tcPO₂, tcPCO₂

Transcutaneous Oxygen Pressure, Transcutaneous Carbon Dioxide Pressure

内山 環

　経皮酸素・二酸化炭素分圧（$tcPO_2$, $tcPCO_2$）モニタは，加温したセンサを皮膚に装着して血中の酸素（二酸化炭素）分圧を経皮的に測定するものである。

　適切な人工呼吸管理を行うために，酸素化・換気の評価は必要不可欠である。動脈血ガス分圧が最も正確であるが，観血的な検査であること，啼泣・体動などで大きく変化する可能性，痛みや医原性貧血などが問題としてあげられる。その問題点を補う非侵襲的な測定方法が，$tcPO_2$, $tcPCO_2$ やパルスオキシメータ，$EtCO_2$ である。それぞれの利点・欠点を認識したうえで活用していく必要がある。

適応

　循環不全や呼吸不全で呼吸管理中の新生児が適応となる。過剰な換気による新生児脳室周囲白質軟化症や慢性肺疾患の防止や，高濃度酸素による未熟児網膜症への対策となる。経皮的な測定であるため，HFOV 管理下でも非侵襲的呼吸管理下でも使用可能である。酸素化の指標としてパルスオキシメータが汎用されているが，SpO_2 は 100 以上を示さないため過剰な酸素投与に気づきにくい。酸素化の正確な評価には $tcPO_2$ が血液ガスを測定する。末梢循環不全やショック状態，浮腫や皮膚の異常，低体温などでは，計測値が不正確となる。加温による皮膚損傷が問題となるが，特に早産児や全身状態の悪い児では皮膚が脆弱なため，その危険性も増大する。計測が有用であるかどうかを検討して装着を判断する。

準備

　皮膚をセンサで加温することにより，真皮・皮下の毛細血管が拡張して表皮での代謝が亢進する。42℃以上に加温すると角質層の脂肪が溶解して酸素の拡散が容易にな

> **ポイント**
> 　$tcPO_2$, $tcPCO_2$ は PaO_2, $PaCO_2$ そのものではないため，患児ごとに相関性を確認する必要がある。また，循環や皮膚の状態によって測定値が変化するため，同一患者内においても状態に応じて相関性を確認しなくてはならない。

り，センサで測定することができる。酸素は皮下から表皮にかけて拡散・消費されるが，新生児は皮膚が薄く血流が豊富なため，$tcPO_2$とPaO_2の相関性は高い。また，炭酸ガスは常に皮膚から大気中に拡散しているので，これをセンサで測定する。センサが加温されると代謝が亢進して$tcPCO_2$は$PaCO_2$よりも高値を示す[1]。

　経皮モニタは機械の電源をつけるだけでは使用できず，センサの準備が必要である。

1）メンブレンの点検・交換を行う。しわや気泡が入っている場合にはやり直す。

2）キャリブレーションを行う。

3）センサに接着リングを貼り付け，コンタクトゲルを滴下して皮膚に装着する。気泡が入らないようにする。

4）測定が終わったら皮膚からセンサをはずし，キャリブレーションを行う[2]。皮膚に直接接触せず，接着リングをその都度はずさなくてよいように工夫されたセンサもある。

▌物品

・代表的な機械：iP9200（コーケンメディカル社），TCM4シリーズ（Radiometer社），PO-850A（新生電子社）

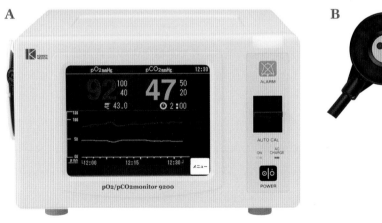
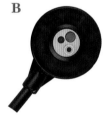

図　iP9200
コーケンメディカル社　A：本体，B：センサ

▌検査の実際

　血液ガスの測定に合わせてセンサを装着し，測定値と血液ガス値を比較して相関性を確認する。センサの準備や装着具合，末梢循環や皮膚の状態によっては測定値と血

液ガスの結果が相関せず，測定値が信頼できないことがある。逆に，乖離していたものが相関してくるようになると循環障害の改善と判断することもできる。

センサを加温するため熱傷が問題となる。センサの温度を高くするほど，装着時間を長くするほど，熱傷のリスクは増大する。目的に応じて温度や装着時間を変更する。

具体的な注意点はメーカー，機種によるが，ここでは経皮血中ガス分圧モニタiP9200（コーケンメディカル社）を中心に述べる[2]。

1) センサの装着

事前に装着部位の胎脂や汚れをアルコール綿などで拭き取っておく。

メンブレンやコンタクトゲルに気泡が入らないようにする。皮膚に装着する際は，センサと皮膚の間に隙間ができないように気をつける。

信頼性の高い値を得るために，センサは皮膚の循環がよく体動の影響を受けにくい場所に装着する。新生児では鎖骨下の前胸部が最適とされるが，腹部，腰部，大腿など体の中心に近い部分で平坦なところを選ぶ。また，皮膚損傷を避けるためには圧力にも注意を払わなくてはならない。センサを強く巻きつけたり，体重がかかる面（仰臥位なら背側，腹臥位なら腹側）に装着して荷重をかけたりしないようにする[3]。皮膚の状態を確認しながら適宜装着部位をずらしていく。

センサ自体は小さいものではあるが，体の小さい新生児（特に早産児）にとっては大きな面積を占める。低温熱傷であっても瘢痕を残したり機能障害を起こしたりする可能性があるため，万が一熱傷を起こした場合には専門科の診察を考慮する。

2) 温度設定

センサの温度は測定結果に大きく影響する。$tcPO_2$を測るのか$tcPCO_2$のみを測るのかによって，必要な温度が変わる。目的に応じてセンサ温度を決める。信頼性のある$tcPO_2$を求めるには43〜44℃必要である。$tcPCO_2$だけを測定するのであれば42℃でよいが，安定するまで時間がかかる。$tcPO_2$とPaO_2との相関は皮下組織の温度分布に関係する。センサ温度を高くすれば相関はよくなるが，熱傷の危険性が高くなる。$tcPCO_2$と$PaCO_2$との相関性はよりよく，センサ温度41〜45℃の範囲内ではほぼ同程度に相関する。センサ温度を低くすると$PaCO_2$の変化に対する応答が遅くなるため，装着時間を長くする必要が出てくる。

温度を変える場合は，必ずセンサをはずして皮膚の状態を確認してからにする。

3）測定時間

測定開始から安定するのに10〜15分程度かかる。温度設定が低い，循環が悪いとより時間がかかる。装着時間が長くなると熱傷の危険性が高くなる。目的（連続測定かどうか）や循環・皮膚の状態に応じて装着時間を変更する。

連続装着の場合でも，はじめは30分〜1時間程度でセンサをはずして皮膚の状態を確認するほうがよいだろう。問題のないことを確認しながら装着時間を延長していく。

4）異常値を示した場合

児の状態を確認する。そぐわない状況であれば，センサの装着具合やメンブレンの状態を確認し，つけ直しや調整や再キャリブレーションなどを行う。循環不全や浮腫などによっては，機械に問題がなくても正しい値が示されないことがある。

5）測定終了後

一度電源を切るとセンサを安定させるのに時間がかかるため，できるだけ電源を切らずに保存する。また，センサを乾燥状態（メンブレンを貼らない状態）では保存しないように注意する。数日使わない場合は，キャリブレーションを継続する。2週間以内に使用する場合はストレージモードで保存する。

2週間〜1か月以上使用しない場合は，モニタの電源をオフし，センサの掃除後にエレクトロライトをつけずにメンブレンをつけて乾燥状態で保存する。次回使用時にはメンブレンを交換する。一度乾燥させると安定化に24時間以上かかる。

〈使用例〉

熱傷を避けるため酸素化に関してはパルスオキシメータを使用し，換気の指標として$tcPCO_2$を計測する。明確な決まりはないが，おおよそ28〜30週以降で皮膚の成熟度をみて装着する。保有台数が少ない場合は，急性期や状態の大きく変化するとき（サーファクタント投与後，抜管時，設定の振れ幅が大きい場合など）のみ連続装着として，後はポイント装着とする。経鼻陽圧換気やハイフローセラピーを行う際にも，

ここに注意！

センサを加温するため低温熱傷が問題となる。受傷深度によっては瘢痕を残したり，部位によっては機能障害を起こしたりする可能性がある。新生児特に早産児はもともと皮膚が脆弱である。また呼吸器を使用するようなときは浮腫や循環不全も強いと考えられ，皮膚損傷に注意を払わなくてはならない。①温度，②装着時間，③圧力が高い（長い）ほどリスクは高くなる。目的意識を持って検査を行うべきである。

呼吸状態の観察に利用することができる。

また，なるべく血液ガス測定と併せて測定し，相関性を確認するとよい。

文献
1) 松井　晃：経皮酸素・炭酸ガス分圧モニタ．新生児ME機器サポートブック，メディカ出版，22-33，2006
2) 経皮血中ガス分析モニタ9200　取扱説明書，コーケンメディカル社
3) 杉浦　弘：経皮酸素・二酸化炭素分圧モニター．Neona Care 28：21-29，2015

パルスオキシメータが普及してきた今日，換気評価が課題である。特に酸素を使用しているとSpO_2が低下せず低換気がマスクされてしまう可能性がある。NIPPV中の呼吸評価や，術後や鎮静下での検査などにおいても$tcPCO_2$による換気評価は有用である。

経皮的血液ガス分析測定は新生児領域では以前から保険請求ができていたが，小児・成人でも神経筋疾患や慢性呼吸器疾患の患者におけるNIPPV導入と調整に関して$tcPCO_2$を測定した場合に保険請求できるようになった。

また，皮膚微小循環の評価や末梢血管障害の診断などにも利用されるようになってきている。

（保険適用）
経皮的血液ガス分圧測定，血液ガス連続測定
1時間以内又は1時間につき　100点
5時間を超えた場合（1日につき）　630点
⇒経皮的血液ガス分圧測定，血液ガス連続測定
(1)経皮的血液ガス分圧測定は，以下のいずれかに該当する場合に算定する。
　　ア．循環不全及び呼吸不全があり，酸素療法を行う必要のある新生児に対して測定を行った場合。その際には，測定するガス分圧の種類にかかわらず，所定点数により算定する。ただし，出生時体重が1,000 g未満又は1,000 g以上1,500 g未満の新生児の場合は，それぞれ90日又は60日を限度として算定する。
　　イ．神経筋疾患，肺胞低換気症候群（難病の患者に対する医療等に関する法律第5条第1項に規定する指定難病の患者であって，同法第7条第4項に規定する医療受給者証を交付されているもの（同条第1項各号に規定する特定医療費の支給認定に係る基準を満たすものとして診断を受けたものを含む。）に限る。）又は慢性呼吸器疾患の患者に対し，NPPVの適応判定及び機器の調整を目的として経皮的に血中の$PaCO_2$を測定した場合。その際には，1入院につき2日を限度として算定できる。

経皮的酸素ガス分圧測定（1日につき）100点
　　重症下肢血流障害が疑われる患者に対し，虚血肢の切断若しくは血行再建に係る治療方針の決定又は治療効果の判定のために経皮的に血中のPO_2を測定した場合に，3月に1回に限り算定する。

4. グラフィックモニタ

菅波 佑介

　グラフィックモニタは検査として確立しているものではないが，人工呼吸管理中の患児の呼吸器設定や換気状態を視覚的に把握することができるツールとして有用である。新生児では肺保護を目的とした呼吸管理が重要であり，より患児の呼吸に同調した換気設定を行う必要がある。グラフィックモニタを読み解くことにより，呼吸器設定が適切であるかどうか，どういった呼吸器トラブルが起きているのかなどを評価することができ，より緻密な呼吸管理が可能となる。

適応

　グラフィックモニタを活用する場面は主に2つである。1つ目は人工呼吸器の設定変更であり，換気圧や換気量，吸気時間(呼気時間)，トリガー設定などが適切であるかをグラフィック上で確認し評価することができる。2つ目は呼吸器トラブルの確認であり，呼吸状態の急激な変化があった場合に計画外抜管の有無やリークの確認，片肺挿管や回路内結露の有無などをグラフィックから読みとることができる。また近年の人工呼吸器では1回換気量や分時換気量など各種パラメータの変化をトレンドグラフに記録することができ，それら呼吸状態の経時的変化の情報を呼吸器設定の変更に活用することも可能である。

準備・物品

　近年発売されている人工呼吸器の多くはグラフィックモニタが搭載されている。しかし，その仕様は人工呼吸器の種類によって多種多様であり，ビジュアル的側面だけでなく確認できる項目や各種機能も異なる。人工呼吸器によってはあまり有用でないグラフィックも存在するが，逆にかなり多様な機能を持った人工呼吸器であるにもかかわらず，臨床現場ではほとんど使用されていないケースもあると思われる。自施設の呼吸器グラフィックモニタを再度確認してみるとよいかもしれない。

検査の実際

　人工呼吸器のグラフィックモニタには，時系列画面とループ画面の2つがある。人工呼吸器のグラフィックで最もよく表示されているのは時系列画面であり，気道内圧，流量（フロー），換気量がそれぞれ経時的に表示されている（図1A）。ループ画面には圧−容量ループ（P-Vループ）と流量−容量ループ（F-Vループ）の2種類があり（図1B，図1C），機種によってはサブ画面として設定されていることもある。どちらの画面においても呼吸ごとの呼吸状態の変化が経時的にグラフィックで表示され，呼吸状態の変化を視覚的に捉えることができる。それぞれの波形の意味を理解することで，呼吸管理における有用な情報を得ることが可能となる。

1. 吸気圧の設定

　人工呼吸器の設定において最も重要なものが吸気圧の設定である。過剰な吸気圧は慢性的な肺障害の誘因となり，一方で不十分な吸気圧では肺胞虚脱を生じ患児の呼吸仕事量の増大につながる。そのため患児にとって吸気圧が適切であるかどうかを確認

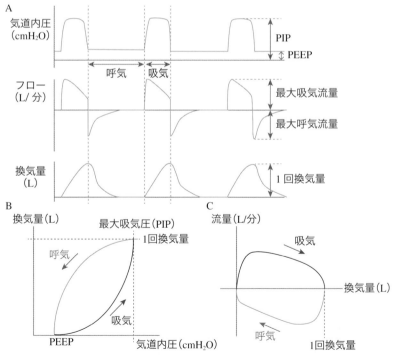

図1　人工呼吸器に示させるグラフィック画像

A：時系列画面，B：ループ画面P-V（圧−換気量）曲線，C：ループ画面F-V（流量−換気量）曲線

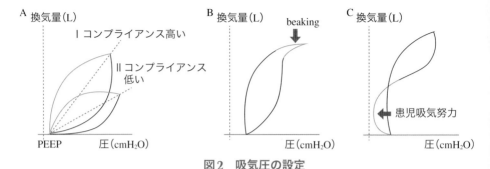

図2　吸気圧の設定
A：コンプライアンス変化に伴うP-Vループの変化，B：過剰吸気圧に伴うbeaking，C：吸気圧不足による努力呼吸時の波形

することは重要であり，その確認にはP-Vループにおける評価が有用である。適切な吸気圧の場合，患児は呼吸器に同調していることが多く，図2AのⅠのような波形となる。過剰な吸気圧設定となっている場合では，最大吸気圧に達する手前で肺換気量がプラトーになるため，図2Bのようにbeaking（くちばし）といわれる波形を認める。一方で不十分な吸気圧などでは努力呼吸が誘発され，図2Cのような8の字の波形を認めることがある。注意すべきは，努力呼吸の出現が不適切な吸気圧のみならず他の要因により同調性が乱れている所見であるという点であり，その原因を判断することが重要である。新生児呼吸窮迫症候群（respiratory distress syndrome：RDS）ではサーファクタントの気管内投与により肺の膨らみやすさが急激に改善する（肺コンプライアンスの上昇）。これに伴い同じ吸気圧でも1回換気量が増加するため，P-Vループ上で図2AのⅡ→Ⅰのような波形変化が生じる。多くの呼吸器ではグラフィックを保存し変化後の波形と比較する機能が付加されているため，サーファクタント投与前後でのコンプライアンスの変化をP-Vループで視覚的に確認することができる。

2．トリガー設定

　新生児の呼吸器設定における重要項目のひとつに，トリガーの設定がある。トリガーとは患児の自発呼吸の吸気（フロートリガーであれば吸気時のフローの変化，圧トリガーであれば吸気時の換気圧の変化）を感知して人工呼吸器が吸気を送気する機能であり，トリガー設定により患児の吸気をどの程度鋭敏に感知するかが調整されている。このトリガー設定が不適切な場合，人工呼吸器との同調性が悪化し患児の呼吸仕事量を増大させる結果となるため，トリガー設定は非常に重要となる。不適切なトリガー設定により生じる呼吸器トラブルは，ミストリガーとオートトリガーである。ミスト

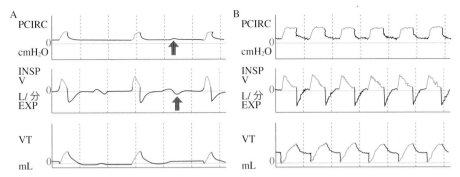

図3　不適切なトリガー設定による波形
A　ミストリガー：トリガー感度が鈍感すぎて患児の自発呼吸をトリガーできていない。
B　オートトリガー：トリガー感度が鋭敏すぎると回路内結露などによる基線の乱れをトリガーしてしまう。

リガーはトリガー設定が鈍感すぎる場合の他，患児の呼吸努力が極めて弱い場合や後述するauto-PEEPによって生じ，波形上で吸気努力が認められるにもかかわらず人工換気が行われていないため，図3Aのようなグラフィックを呈する。オートトリガーは，リークに伴うPEEP圧の低下や回路内結露などによる基線の乱れを患児の吸気と誤感知することで過剰換気を行い，図3Bのようなグラフィックを呈する。グラフィック上で人工呼吸器の波形と患児の臨床的な呼吸状態が一致していない場合は，トリガー設定も確認することが重要である。

3．リーク

　リークは不適切な気管チューブサイズにより，人工呼吸器からの送気が逆行性に上気道へ漏れ出ることにより生じる。リーク率が高いほど患児にかかる負担は大きく努力呼吸が誘発される，また適切なPEEPが維持できないことによる基線の乱れから，前述したオートトリガーへとつながることがある。そのためリークを適切に把握し対処することが重要である。近年の人工呼吸器はリーク率が自動計算されて表示されることも多いが，グラフィックモニタからも読みとることが可能である。

　リークの有無は，時系列画面では換気量波形，ループ画面ではF-Vループで評価することが有用である。通常，時系列画面では呼気時の換気量波形はゼロ点まで戻ってから次の呼吸の波形が得られるが，リークがある場合は図4Aのように呼気の換気量波形がゼロ点まで戻りきらないまま，リセットされて次の呼吸波形が出現している。F-Vループにおいてはリークがない場合は吸気の開始点と呼気の終了点が一致するが，

リークがある場合は呼気の終了点がゼロ点まで戻らない。リーク率が高くなるほどその差は大きくなる（図4B）。

4. 計画外抜管

　計画外抜管は新生児管理においてしばしばみられる呼吸器トラブルである。挿管管理されている児において突如として生じる原因不明の酸素化不良などでは，計画外抜管を念頭に置かなければならない。しかし計画外抜管を聴診などで判断することは決して容易なことではなく判断に苦慮することがある。この場合でもグラフィックモニタが有用となる。

　計画外抜管はリーク率100％の状態と同様であり，時系列画面では呼気の漸減波形が得られず，図5のような波形となる。また，流量波形においても呼気フローがないため呼気時の波形が消失しており，F-Vループでも同様に呼気の波形が得られない。これらの波形が確認された場合は速やかに計画外抜管と判断し，迅速に対応することが重要である。

5. 回路内結露・気管内の分泌物貯留

　回路内で結露した水やチューブ内の分泌物が不規則に動くため，グラフィックモニ

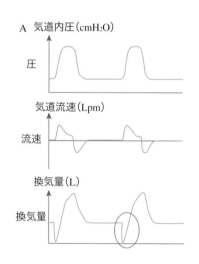

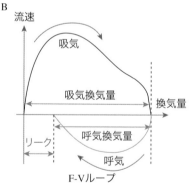

図4　リーク波形
A：換気量波形がゼロ点まで戻っていない。
B：吸気の開始点と呼気の終了点が一致しない。

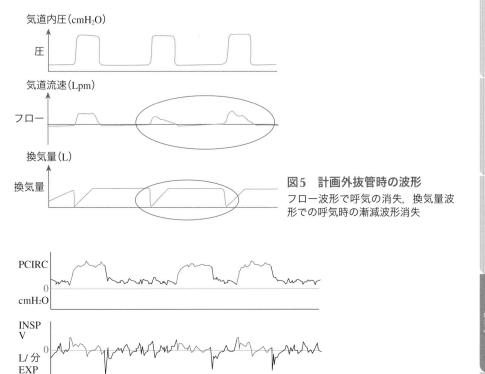

図5　計画外抜管時の波形
フロー波形で呼気の消失，換気量波
形での呼気時の漸減波形消失

図6　分泌物の貯留，回路
の結露による波形基
線の乱れ

タ上で基線の不均一で乱れた波形を呈する（図6）。この基線の乱れが患児の吸気波形と
誤認されオートトリガーを誘発することがあるため，このような波形を認めた場合は
速やかに原因除去に努める必要がある。

まとめ

　近年の呼吸器開発によりグラフィックモニタから得られる情報は増加し，かなり詳
細である。これら波形をしっかりと理解することで，患児の呼吸状態のみならず呼吸
器との同調性を的確に評価できる。日常診療において呼吸器のグラフィックモニタを
常に確認するクセをつけることで，より的確でていねいな呼吸管理が行えるようになる。

吸気時間の設定とauto-PEEP

　呼吸器の設定に吸気時間があるが，適切な設定時間を臨床症状から判断するのは容易ではない。正式には呼吸機能検査を行い時定数を求めることで算出できるが，どの施設でも行えるものではない。しかしグラフィックモニタ上のフロー波形を評価することにより，適切な吸気時間を求めることが可能である。適切な吸気時間ではフロー波形で吸気相の終了（吸気フローが基線に戻る点）と同時に呼気相が開始される波形を認める（図7A）。吸気時間が短い場合は吸気フローの波形が基線に戻る前で呼気が終わり，呼気相へ移行する（図7B）。逆に長すぎる場合は吸気フローの波形が基線に戻っても呼気が開始されない（図7C）。このような場合では，十分な呼気時間が得られないためにauto-PEEPという肺過膨張状態を呈することがあるため注意が必要である。auto-PEEPは経時的画面のフロー波形やF-Vループでも確認でき，呼気フローが基線に戻る前に次の吸気が開始される波形を認める（図8）。これらの波形を認めた場合は，呼出障害によるエアトラップを生じている可能性があるため吸気時間の設定を調整する必要がある。

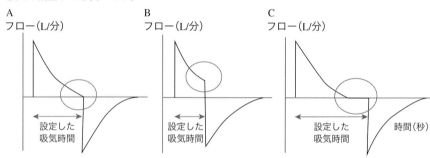

図7　吸気時間による波形の変化
A　適切な吸気時間：吸気相が終わったと同時に呼気が開始されている。
B　短い吸気時間：吸気が終わる前に呼気が開始されている。
C　長い吸気時間：吸気が終わっても呼気が開始されていない。

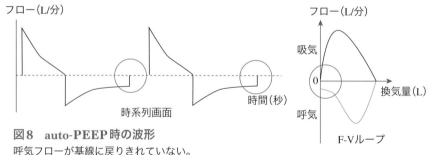

図8　auto-PEEP時の波形
呼気フローが基線に戻りきれていない。

ここに注意！
　auto-PEEPは，閉塞性肺疾患や気道抵抗が上昇する疾患でも生じるため，吸気時間の設定のみならず原因となる疾患が存在しないかを確認する必要がある。

5.　横隔膜活動電位（Edi）
Electrical Activity of Diaphragm

山田 洋輔

　Ediは，呼吸中枢から横隔膜に出力される吸気刺激のタイミングや強さを表す電気信号であり，専用のカテーテル（胃管）を用いて測定される。児がどのくらいの頻度・大きさの呼吸をしたいかということを反映し，呼吸障害の程度が強いと上昇し，呼吸状態が安定すると低下する（図1）。そのため，Ediをモニタリングすることで努力呼吸の程度や呼吸中枢の機能について定量的に評価することができる。呼吸数，SpO_2など従来のバイタルサインにEdiを加えることで，より詳細に呼吸状態を把握し呼吸管理に役立てることができる。

適応

　Ediモニタリングはすべての呼吸状態の評価が必要な児において適応があるが，侵襲を加えないという観点から，実際は胃管挿入の必要性がある児が適応と考えられる。急性期の人工呼吸管理を行っている児はよい適応である。人工呼吸モードNAVAで呼吸管理している児はもちろん，そうでない児でもEdiモニタリングは可能である。慢性期においても，先天異常や外科疾患などがあり胃管挿入が必要な児では，呼吸状態の把握のためにEdiを利用できる。呼吸中枢の機能を評価することができるため，無呼吸を呈する疾患などの評価に使用することもある。

物品

1）Edi専用カテーテル

　先端に電極のついた専用カテーテルで，胃管としても使用できる。太さと長さでいくつかのラインナップがあり，児に合わせて選択する。最も細いのは 6 Frで，全長は49 cmと50 cmがある。挿入方法などについては，「C-4. NAVA，NIV-NAVA」の項を参照。

2）Servoシリーズの人工呼吸器

　NAVAモードを搭載しているServoシリーズ（Getinge社）の人工呼吸器に，専用カテーテルを接続しEdiを表示させる。NAVA，NIV-NAVAモード以外の呼吸管理，Servoシリー

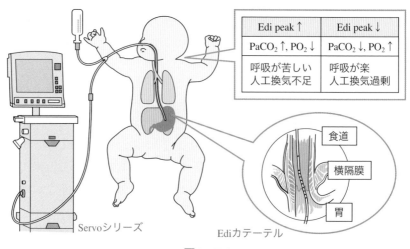

Edi peak ↑	Edi peak ↓
$PaCO_2$↑, PO_2↓	$PaCO_2$↓, PO_2↑
呼吸が苦しい 人工換気不足	呼吸が楽 人工換気過剰

食道

横隔膜

胃

Servoシリーズ　　　　　Ediカテーテル

図1　Edi

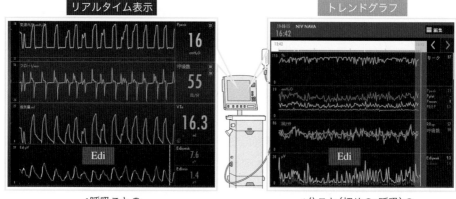

リアルタイム表示　　　　　　　トレンドグラフ

1呼吸ごとの　　　　　　　　　1分ごと(初めの1呼吸)の
Edi peak, minを表示　　　　　　Edi peak, minを記録

図2　Ediの表示と記録

ズ以外の呼吸器で治療をしていて，Ediのモニタとしてのみ使用する場合には「Ediカ
テーテル位置」という画面でEdiを表示，記録ができる。表示では1呼吸ごとのEdiが
測定されるが，呼吸器に記録されるのは1分ごとのデータで，各分最初の呼吸のEdiが
保存されていく(図2)。記録されたトレンドデータは，各呼吸パラメータと合わせてグ
ラフ表示ができるようになっている。Servo-nのグラフ表示は視覚的に理解しやすく，
カスタマイズもできる。さらにServo-nはUSBメモリが接続でき，各パラメータの72
時間分のトレンドやアラームログ，モニタ画面をキャプチャしたものなどが出力でき

る。出力したトレンドデータは通常の表計算ソフトで解析ができる。

検査／治療の実際

1）Edi モニタリングの実際

　Edi は各呼吸波形において最高値の peak，最低値の min を測定している。Edi peak が児の欲する呼吸の大きさを反映するため，主にこちらをモニタリングする。Edi min は呼気時の横隔膜の緊張を反映しており，PEEPを検討する際に使用することができる。バイタルサイン測定時に，脈拍数，呼吸数，SpO_2 などと同時に Edi を記録してもらい，呼吸器に記録されているトレンドグラフなどと併せて呼吸状態の把握に利用する。

　Edi の基準値は，しっかりしたデータはまだ定まっていない。NAVAモード使用中は，Edi peak は 5～15 μV で管理することが推奨されている。正常新生児においては3例のデータで，覚醒時は 16±6 μV で睡眠時は 10±4 μV と報告されている。これらの数値を慣用的に参考にして，Edi peak の高さを判定する。また，早産児などの呼吸中枢が未成熟な児では呼吸中枢からの吸息刺激が出にくくなるため，出力されている Edi が児の呼吸状態を反映していないことがある，という点には注意が必要である。実際にはもっと大きな呼吸をしたいときでも，呼吸中枢の未熟性からそれに見合った Edi peak が出せない，ということである。以上のことから Edi peak を絶対値としてというよりは相対的に，その値の変化に注目し，呼吸が苦しくなっているのか，楽になっているのか，ということを評価する1つのパラメータとして活用することが望ましいと考えられる。

2）Edi モニタリングを用いた呼吸管理

　急性期の呼吸管理において，Edi を用いて換気サポートを調整した例を示す。

　図3は日齢55の極低出生体重児が，未熟児網膜症に対する網膜光凝固術時に気管挿管された際のEdiモニタリングである。術後の呼吸数（40～50回/分）やSpO_2（90％後半）からは適切な呼吸器設定と考えられたが，Edi peak が適正範囲下限の低値であったことから呼吸サポートが過度である可能性を考えて，最大吸気圧を漸減した。漸減後も呼吸数，SpO_2 は安定し，Edi peak の値は適正範囲にとどまり，診察上でも努力呼吸は出現しなかった。通常のバイタルサインでは判断が難しいが，Edi により換気サポートが過剰でないかを判断することができる。

　図4は修正32週の超低出生体重児のNIV-NAVA管理中のEdiモニタリングである。NAVAレベル1.2としていたところ，呼吸数は著変ないが Edi peak が10を超えること

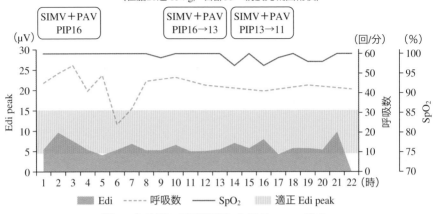

〈在胎26週 834 g，日齢55　網膜光凝固術後〉

図3　急性期の呼吸管理における Edi　その1

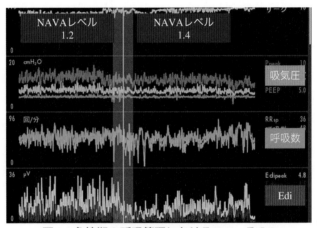

図4　急性期の呼吸管理における Edi　その2

> **ポイント**
>
> 　NAVAモード使用中の Edi peak の推奨は早産児，正期産児，小児，成人すべて同じ 5 ～ 15 μV となっている。筆者らは NIV-NAVA（NAVAレベル 0.0）で管理している極低出生体重児において，呼吸状態が安定し呼吸管理から離脱する直前の Edi を測定した。8例の結果で，安静時の Edi peak は 5.6（3.7 ～ 7.1）μV であり，10 μV 以上のときは努力呼吸が強かった。極低出生体重児においては Edi の上限 15 μV が高すぎる可能性があると考えられ，10 μV をひとつの目安にしている。

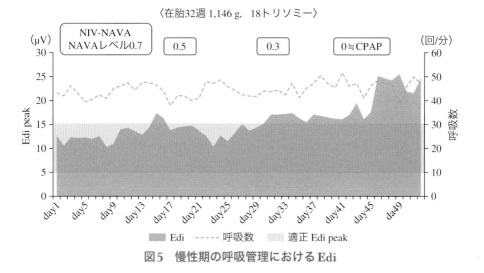

〈在胎32週 1,146 g，18トリソミー〉

図5　慢性期の呼吸管理における Edi

が多くなってきたためNAVAレベルを1.4に上げた。その後Edi peakは低下傾向となり，さらに吸気圧は低下傾向となった。Ediが上昇している（もっと大きく呼吸したい）ところにNAVAレベルをあげてサポートを増やしたところ，呼吸が楽になり（Ediが低下し）結果的には全体で必要な圧が下がった，ということを表している。

　これらの例のように，Ediを参考に適切なサポートをすることができると，過度のサポートに伴う人工呼吸器による圧，容量損傷を防ぐこと，逆にサポート不足に起因する努力呼吸による肺損傷を防ぐことにつながる。

　慢性期における呼吸管理のウィーニングにおいても，Ediを参考にすることができる。図5は18トリソミーの児で，慢性期にNIV-NAVAからCPAPへとウィーニングを試みた際のEdiモニタリングである。呼吸数などのバイタルサインが安定していたためNAVAレベルを下げていき，40日目くらいにNAVAレベルを0.0にし，ほぼCPAPと同じ設定とした。NAVAレベルの低下に従いEdi peakは緩やかに上昇傾向となり，NAVAレベル0.0となったところでEdiは急上昇した。CPAPはまだ本児には早いと判断し，NAVAレベルを再度上げて対応した。この間，呼吸などのEdi以外のバイタルサインには明らかな変化はなく，努力呼吸の著明な増悪などもなかった。このようにEdiを参考にすることで，バイタルサインに異常をきたす前に対応することができる。

　呼吸中枢が未成熟である，または呼吸中枢障害があるとEdiが適切に出力されないことから，Ediモニタリングによって呼吸中枢の機能を評価することができる。呼吸中枢の先天的な障害により低換気を呈する疾患である，CCHSにおけるEdiモニタリングを示す（図6）。このモニタリングは覚醒時から睡眠時に，室内気で呼吸管理をしていない状態で行われた。このEdiモニタリングにおいて，覚醒時にはしっかり吸気刺激（Edi）が出ていて，その後の睡眠時にEdiが低下傾向になり，低換気が生じ高CO_2血症となるが，それに対する呼吸賦活が起こらない（Ediが上昇しない）というCCHSの病態が再現されていた。CCHSは遺伝子検査によって確定診断されるが，Ediモニタリングによって呼吸生理学的な診断は可能であり，早期に遺伝子検査を行うための判断に有用な検査である。

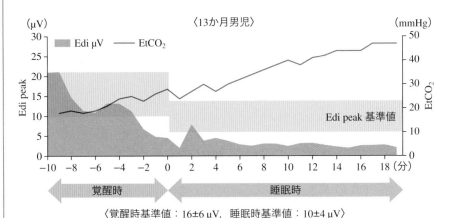

図6　先天性中枢性低換気症候群におけるEdiモニタリング

E 呼吸管理に有用な特殊検査

1. 気管支鏡検査

長谷川 久弥

　　小児領域，特に新生児・乳児領域において呼吸器疾患の占める割合は大きく，また呼吸管理の進歩などにより，治療対象となる疾患も多様化し，先天異常，人工換気や感染に伴う病変など，さまざまな気管・気管支病変がある。こうしたなかで，直接的に気道を観察できる気管支鏡検査は診断，治療の有力な選択肢となっている。治療に関しても，喉頭軟化症に対するレーザー喉頭形成術，など，新しい治療，管理法が開発されている。

適応

　　検査の適応としては大きく2つがある。1つは胸部X線での異常陰影，喘鳴，陥没呼吸などの呼吸障害を呈する児で，気道病変が疑われる場合の診断確定のために行われる例，もう1つは気管挿管，気管切開などを施行されている児で，気道病変の予防，早期発見のためのスクリーニング検査として行われる場合である。スクリーニング検査は必ずしも全例で行う必要はないが，早期に病変に気づき対応することで，重篤な気道病変を回避することが可能となる。

準備

・食事・飲水制限

　新生児3時間，乳児4時間，幼児以降6時間

・静脈ラインを確保

・前投薬

　硫酸アトロピン0.02 mg/kg（最小投与量0.1 mg）
　ミダゾラム0.2 mg/kg

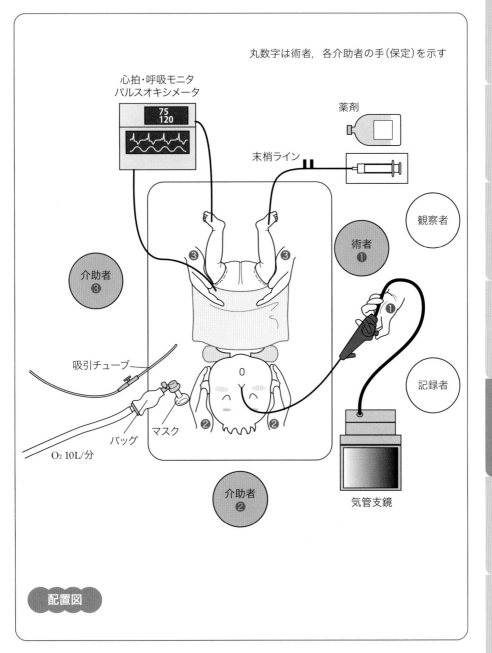

丸数字は術者，各介助者の手（保定）を示す

心拍・呼吸モニタ
パルスオキシメータ

薬剤

末梢ライン

観察者

術者 ❶

介助者 ❸

吸引チューブ

記録者

マスク

バッグ

O₂ 10L/分

介助者 ❷

気管支鏡

配置図

物品

1)気管支鏡

　軟性の気管支鏡を用いる。気管支鏡は観察用としては外径1.4 ～ 2.4 mm の処置チャンネルのないタイプのものを使用し、処置用としては外径2.3 ～ 3.0 mm の処置チャンネルの付いたタイプのものを使用する(図1)。

2)コネクタ(図2)

　気管挿管下に人工換気を行われている児では、人工換気を行った状態のままコネクタを用いて気管支鏡検査を行うことが可能である。使用する気管支鏡は細径であるため、従来市販されている気管支鏡用のコネクタでは空気漏れを起こしてしまい十分な換気圧が得られにくい。観察中も同じ換気条件で観察を行うためには、事前にコネクタを自作する必要がある。図2、図3に示すコネクタはL字コネクタの上部を取りはずし、哺乳びんのシリコン製乳首の先端から約1 cm のところを切りとったものを回転コネクタの上部に取り付け、乳首に3 mm 程度のクロスカットを入れたものを用いている。このコネクタを用いることにより、観察中も同一の換気条件で管理することが可能となる。

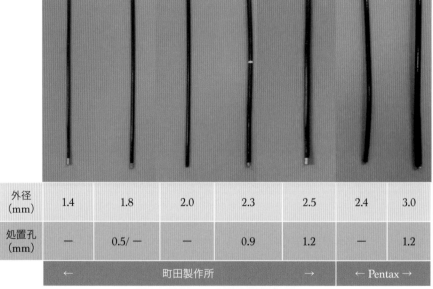

外径 (mm)	1.4	1.8	2.0	2.3	2.5	2.4	3.0
処置孔 (mm)	－	0.5/ －	－	0.9	1.2	－	1.2
	←		町田製作所		→	← Pentax →	

図1　新生児・小児用気管支鏡

A

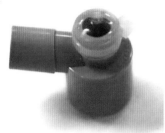

B

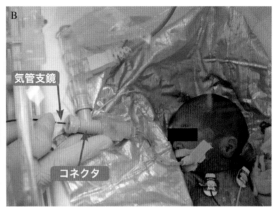

気管支鏡

コネクタ

図2　自作コネクタ

A：細径気管支鏡用コネクタ，B：保育
器内で行う気管挿管児の気管支鏡検査

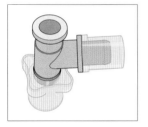 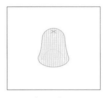 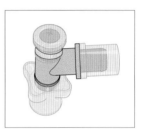

L字コネクタのフタを取りはずす

約1 cmに切ったシリコン製乳首の上に3 mmくらいのクロスカットを入れる

結束バンドで留めて完成

図3　細径気管支鏡用コネクタのつくり方

3) その他

- ・パルスオキシメータ
- ・心拍・呼吸モニタ
- ・吸引器, 吸引チューブ
- ・蘇生バッグ, マスク
- ・タオル2枚(肩枕用1枚, 体幹保持用1枚)

ここに注意！

　換気状態に問題のある児では, ラリンジアルマスクを用いて観察する場合もある。
ラリンジアルマスクを用いて上気道の検索を行う場合の注意点として,
　1)マスクによりバイパスされてしまう咽頭などの病変を見落とす
　2)マスクにより圧迫されて喉頭に人為的な病変をつくる
などの可能性があるので注意を要する。

気管支鏡の消毒

　気管支鏡の消毒には高水準消毒薬を用いる。わが国では過酢酸，フタラールおよびグルタラールが使用されている。それぞれの消毒薬の特徴を表に示す。極細径気管支鏡を洗浄する際，自動洗浄機を使用すると破損してしまう可能性があるため，原則として用手洗浄を行う。われわれの施設では，消毒時間，取り扱いやすさなどから，フタラールによる浸漬消毒を行っている。

表　高水準消毒薬の特徴

消毒薬	消毒に要する時間	利点	欠点	備考
過酢酸	5分間	抗菌力が強い カセット方式のものは内視鏡自動洗浄・消毒装置への充填時の蒸気曝露がない	蒸気に刺激性がある 材質を傷めることがある 緩衝化剤の添加が必要	10分間を超える浸漬を避ける 換気に留意する 内視鏡自動洗浄・消毒装置での使用が望ましい
フタラール	5分間	材質を傷めにくい 緩衝化剤の添加が不要	蒸気に刺激性がある 汚れ(有機物)と強固に結合する	内視鏡自動洗浄・消毒装置での使用が望ましい 換気に留意する
グルタラール	10分間	材質を傷めにくい 比較的安価	蒸気に強い刺激性がある 消毒に要する時間が長い 緩衝化剤の添加が必要	0.05 ppm以下の環境濃度で用いる 換気に留意する

検査の実際

1. 非気管挿管児

　経鼻的に鼻腔〜咽頭〜喉頭〜気管〜気管支を連続的に観察する場合は，被検者となる児を仰臥位に寝かせ，肩枕，体幹保持用タオルを用いてスニッフィングポジションになるような体勢をつくる(図4)。パルスオキシメータ，心拍・呼吸モニタで観察を行いながら，前述した前投薬を静注する。検査中は，口元に10 L/分の100%酸素を吹き流しておく。経鼻的に気管支鏡を挿入し，鼻道，咽頭，喉頭の観察を行い，声門を通過して気管・気管支の観察を行う。気管・気管支の観察順は図5に示す番号順に行うと見落としがなく観察できる。

2. 気管挿管児

　スクリーニング検査として行う場合は，施行前に十分な気管吸引を行い，心拍・呼

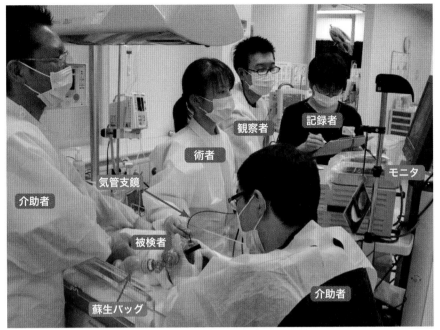

図4　非気管挿管児の気管支鏡検査

吸モニタ，パルスオキシメータなどで施行中の状態の変化を注意深く観察する。前述のコネクタを介して，気管支鏡を挿入し，図5に示す番号順に気管・気管支を観察する。圧による気道の変化などの観察も容易で，呼気終末陽圧(positive end-expiratory pressure：PEEP)の設定なども行うことができる。1回の観察は5分程度とし，それ以上の観察，処置を必要とする場合は，状態に変化がないことを確認したうえで同様の短時間の観察，処置を繰り返す。

参考文献
1)　長谷川久弥：細径気管支鏡開発の歴史と小児気道病変の診断と治療．日小呼吸器会誌 26：35-51，2015

> **ポイント**
> 　気管支鏡検査は気道の評価を直接行うことができる極めて有効な検査である。ただし非気管挿管下に全気道の検索を行う場合，手技に慣れている術者が行わないと検査が十分に行えず，正確な診断に至らないだけでなく，検査を受ける児にも大きな負担となる場合がある。気管支鏡検査を行う術者は，気道系の解剖の把握，気管支鏡操作の習熟，気管支鏡検査に伴う被検者の負担の把握など，事前に十分なトレーニングを行う必要がある。

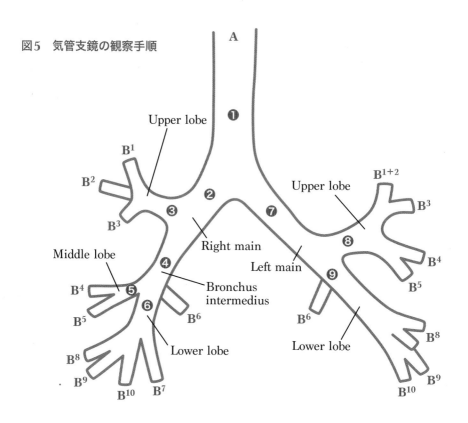

図5　気管支鏡の観察手順

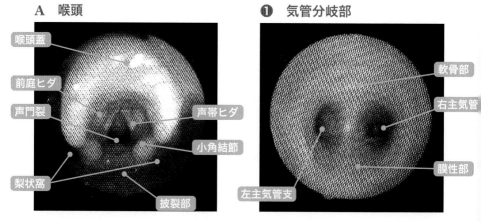

A　喉頭

- 喉頭蓋
- 前庭ヒダ
- 声門裂
- 梨状窩
- 声帯ヒダ
- 小角結節
- 披裂部

❶　気管分岐部

- 軟骨部
- 右主気管
- 膜性部
- 左主気管支

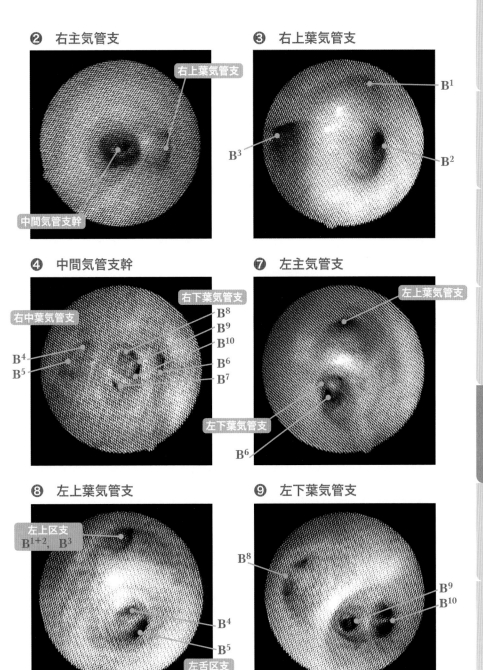

❷ 右主気管支

右上葉気管支

中間気管支幹

❸ 右上葉気管支

B^1

B^3

B^2

❹ 中間気管支幹

右下葉気管支

B^8

B^9

B^{10}

右中葉気管支

B^4

B^5

B^6

B^7

❼ 左主気管支

左上葉気管支

左下葉気管支

B^6

❽ 左上葉気管支

左上区支
B^{1+2}, B^3

B^4

B^5

左舌区支

❾ 左下葉気管支

B^8

B^9

B^{10}

生理食塩液を用いた内視鏡下嚥下試験

　気管支鏡検査では気道系の解剖の把握だけでなく，嚥下障害などの機能評価を行うことも可能である。気管支鏡で下咽頭腔を観察しながら，中咽頭に栄養チューブから生理食塩液を注入して嚥下の咽頭相を観察することにより，嚥下協調運動の有無や気道への誤嚥を評価することができる。

　生理食塩液は，はじめに1 mLを注入し，続いて2 mL，3 mLと量を増やして注入していく。正常であれば，1回の嚥下協調運動で食道側へ3 mLまで嚥下することができる。

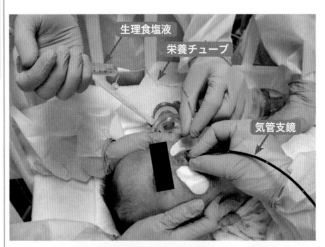

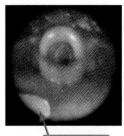

内視鏡下嚥下試験

中咽頭に留置した栄養チューブから生理食塩液を注入し，嚥下咽頭相を観察する。

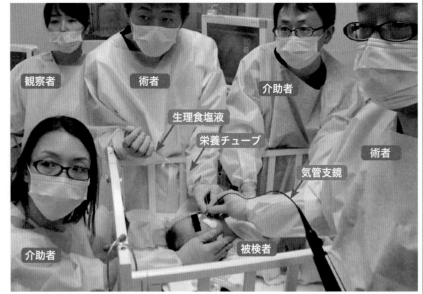

2. 呼吸機能検査

長谷川 久弥

　呼吸管理が大きな役割を占める新生児領域において，呼吸機能検査は児の肺の状態を直接評価する有力な検査である。新生児領域の呼吸機能検査が成人領域などと最も異なる点は，児の協力が得られないことである。このため，新生児の呼吸機能検査は児の協力が得られなくても臨床に役立つ結果が得られるようにさまざまな工夫が行われてきた。ヘーリング・ブロイウェル反射(Hering-Breuer reflex，肺伸展反射)を利用し，吸気末で気道を閉塞し，肺を一定の圧と容量に保った後，気道を開放し，受動呼気を得ることにより呼吸抵抗(Rrs)，静肺胸郭コンプライアンス(Crs)を求める passive flow-volume technique[1]は新生児の標準的な呼吸機能検査として定着している。最近ではグラフィックモニタを搭載した人工呼吸器も多くなり，簡易呼吸機能や連続的な換気状態のモニタリングも行われている。このような呼吸機能検査は直接肺の状態を評価できる有用な検査であるが，生理機能検査であるため測定の条件によっては実際と合致しない数値だけが出てしまう場合がある。原理を理解し，適切な測定を行うことによりはじめて臨床に役立つ呼吸機能検査となる。

適応

　呼吸機能検査は児の呼吸状態を客観的に評価できる有用な検査である。このため，気管挿管下に人工換気を受けている児はすべて適応となる。また，気管挿管されていない児では，マスクなどを用いることにより呼吸機能測定が可能であり，病態把握の一助となる。

準備

　生理機能検査であるため，児が検査可能な状態になるのを待つ必要がある。基本的には薬剤は用いず，児の状態が落ち着くまで根気強く待つ。新生児での呼吸機能測定の体位は，通常，仰臥位水平位で行う。

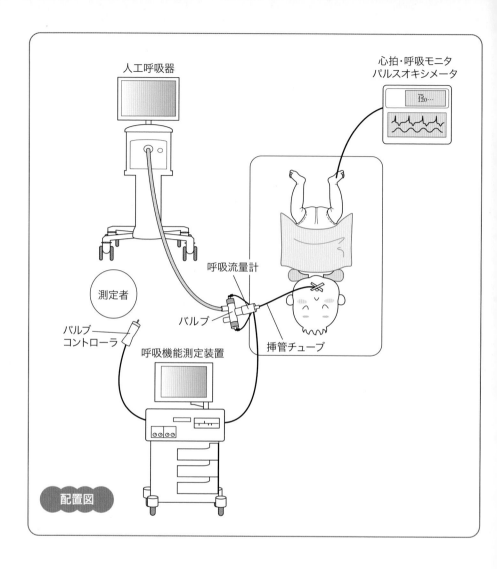

人工呼吸器

心拍・呼吸モニタ
パルスオキシメータ

呼吸流量計

測定者

バルブ

バルブ
コントローラ

挿管チューブ

呼吸機能測定装置

配置図

物品

　新生児の呼吸機能検査では，専用の呼吸機能測定装置を用いる。わが国で最も普及している装置はアイビジョン社製呼吸機能測定装置である(**図1**)。この装置は呼吸流量計とcompressed airで開閉するバルブを組み合わせ，passive flow-volume techniqueなどを用いることにより，さまざまな呼吸機能の測定が可能となっている(**図2**, **図3**)。

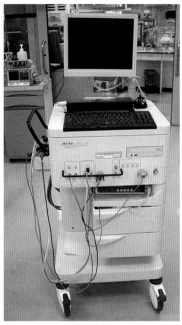

図1　呼吸機能測定装置(アイビ
　　　ジョン社)

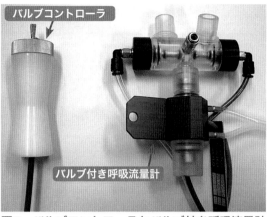

図2　バルブコントローラとバルブ付き呼吸流量計

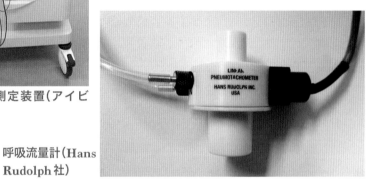

図3　呼吸流量計(Hans
　　　Rudolph社)

検査の実際

1)呼吸機能の測定法

　ここではアイビジョン社製呼吸機能測定装置を用いた測定法を例に述べる。この装置はベッドサイドに簡単に移動でき，呼吸流量計を選択することにより超低出生体重児から乳幼児までの呼吸機能が測定可能である。マスク法による測定も可能であるが，原則として気管挿管下の児が対象となる。　測定は passive flow-volume technique を用いた前半の受動呼気部分と自発呼吸を出させた後半部分とからなっており，1回の測定は約1分間で終了する。

　実際の測定では，

1)呼吸器の換気用件を換気回数40回/分，最高吸気圧を 20 cmH$_2$O にし，バルブ付き呼吸流量計を呼吸器と児の間に装着し，児が呼吸器に同調するのを待つ(図4)。

2)児が完全に呼吸器に同調した後，吸気末付近でバルブを閉じ，気道内圧を一定にし，

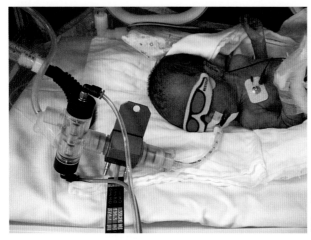

図4 測定手順①
人工呼吸器と患児の間に
呼吸流量計を装着する。

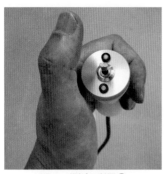

図5 測定手順②
バルブコントローラを操作して受
動呼気を得る。

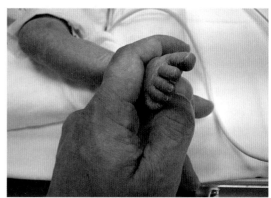

図6 測定手順③
足底を刺激して啼泣時肺活量，最大吸気圧を測定する。

プラトーを得た後バルブを開放し，受動呼気を得る（図5）。

3) これを3〜4回繰り返した後，バルブを開放し，自発呼吸とし，足底刺激をすることにより，啼泣時肺活量（CVC）を得て，呼気末でバルブを閉鎖することにより，最大吸気圧（PIP）を求める（図6）。測定は1分間で終了する（図7）。

4) 前半の受動呼気部分のフローボリューム曲線（flow-volume curve）を作成し，直線部分を外挿することにより，Ｘ切片 Vo とＹ切片 Vo を求める。閉塞圧を Po とすると，コンプライアンス（Crs）：$Crs = Vo/Po$，呼吸抵抗（Rrs）：$Rrs = Po/Vo$，時定数（TC）：$TC = Crs \times Rrs（= Vo/Vo）$などが求められる（図8）。

2）測定項目

現在，新生児領域で測定可能な呼吸機能としては以下のようなものがある。

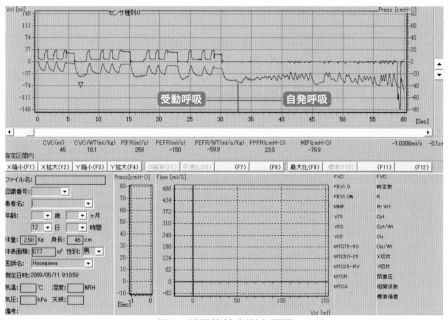

図7　肺機能検査測定画面

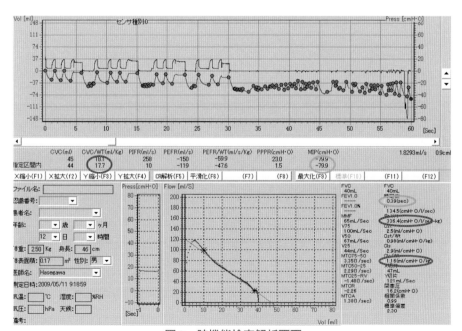

図8　肺機能検査解析画面

測定の信頼性の検証

Passive flow-volume technique では，児の呼気が受動呼気になっていることが前提になっている。このため，十分な受動呼気が得られているかどうかが測定の信頼性に影響を及ぼす。

受動呼気成否の判定は，3つ以上の受動呼気波形が，

1)波形が類似

2)直線部分が3分の2以上（図9）

3)測定値のばらつきが10%以内に集約

を満たした場合に信頼できる測定としている。

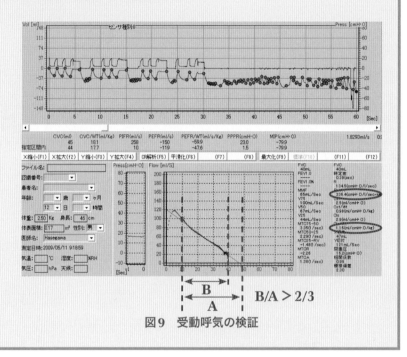

図9　受動呼気の検証

(1)1回換気量（TV）

安静時の1回の呼吸で換気される量で，正常の新生児で5〜7 mL/kg程度である。1分間あたりの換気量はMVといわれ，標準値は200〜300 mL/kg程度である。先天性中枢性低換気症候群の児では睡眠時の分時換気量の著しい減少がみられる。

(2)啼泣時肺活量（CVC）

足底を刺激し，啼泣させたときの換気量で成人の努力性肺活量に相当する。機能的残気量ともよく相関するとされており，標準値は20〜30 mL/kg程度である。

(3)コンプライアンス(Crs)

単位圧変化あたりの肺気量の変化で，肺の膨らみやすさを表す。肺を動かしている状態での動肺コンプライアンスと，肺を静止している状態での静肺コンプライアンスとがある。動肺コンプライアンスは呼吸数の影響を受けることなどから，主に静肺コンプライアンスが用いられる。静肺コンプライアンスは通常，胸郭コンプライアンスと併せて静肺胸郭コンプライアンスとして測定される。静肺胸郭コンプライアンスは新生児では胸郭が柔らかいため，ほとんど静肺コンプライアンスを反映する。Crsの標準値は1〜2 mL/cmH$_2$O/kg程度である。

(4)呼吸抵抗(Rrs)

主として気道の通りにくさを表し，圧を流速で除して求められる。通常の測定では，気道抵抗に肺組織抵抗が加わり，全肺抵抗として求められる。全肺抵抗の約4分の1は鼻腔抵抗であるが，挿管している児では鼻腔抵抗がなくなる代わりに挿管チューブの抵抗が加わる。標準値は挿管チューブの影響も考慮に入れなければならないが，おおよそ200〜300 cmH$_2$O・kg/L/秒程度である。

3)臨床応用[2]

ベッドサイドで測定した呼吸機能は，その場で診断，治療に役立たせることができる。

(1)抜管基準

呼吸機能を測定することにより，確率の高い抜管が可能となる。抜管基準を以下に示す。

・正期産児

　(1)Crs 0.6 mL/cmH$_2$O/kg以上

　(2)CVC 15 mL/kg以上

・早産児

無呼吸の心配のある早産児では上記(1)，(2)の基準に加え，気道閉塞法(「E-3. 中枢性呼吸機能検査」の項を参照)による中枢性呼吸機能の評価も行い，(3)%prolongation＋10%以上

(2)診断

新生児の呼吸器疾患は疾患ごとに特徴的な呼吸機能を呈する。胸部X線などと組み合わせることにより，より的確な診断が可能となる。各疾患の呼吸機能の特徴を表に

表　新生児呼吸器疾患の肺機能の特徴

	RDS	TTN	MAS	肺炎	BPD	WMS
Crs	↓	↓	↓	↘	↓	↓
Rrs	↓	↓	↑	↑	↑	→ or ↑
CVC	↓	→	↓	↘	↓	→ or ↑

TTN：新生児一過性多呼吸，BPD：気管支肺異形成症，WMS：ウィルソン・ミキティ症候群

示す。

(3)その他

　サーファクタントをはじめとする薬剤の適応の決定，治療効果の判定などさまざまなことに応用可能である。

文献
1) Lesouef PN, et al：Passive respiratory mechanics in newborns and children. Am Rev Respir Dis 129：552-556, 1984
2) 長谷川久弥：新生児呼吸器治療学の進歩．呼吸31：868-874, 2012
3) Bellemare F, et al：Effect of pressure and timing of contraction on human diaphragm fatigue. J Appl Physiol Respir Environ Exerc Physiol 53：1190-1195, 1982
4) Koga T, et al：Breathing intolerance index：a new indicator for ventilator use. Am J Phys Med Rehabil 85：24-30, 2006
5) Hasegawa H, et al：Breathing intolerance index in healthy infants. Pediatr Int 56：227-229, 2014

さらにもう一歩①

　マスクを用いて，児の自発呼吸下のflow-volume曲線を描かせることによって，気道病変部位，程度評価の一助となる。上気道病変では吸気flowが抑制され，下気道病変では呼気flowが抑制される。固定性狭窄ではflow-volume曲線そのものが小さくなり，経時的に悪化する例では，窒息の危険性があるため気道確保の用意をする必要がある。

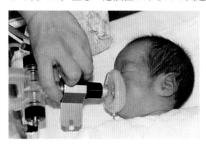

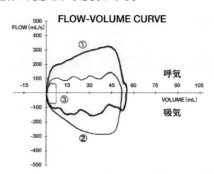

Flow-volume曲線 ①機能性狭窄（上気道）　②機能性狭窄（下気道）　③固定性狭窄

さらにもう一歩②

　呼吸機能測定装置では，ソフトウェアや周辺機器を変更することで，さまざまな呼吸関連の検査を行うことができる。

・呼吸耐力検査(breathing intolerance index：BITI)

　BITIは呼吸筋の呼吸耐力を反映する指標として用いられている。呼吸筋の疲労は，①全呼吸時間(Ttot)に対する吸気時間(Ti)の割合(Ti/Ttot)が増加するほど速やかに疲労し，②毎回の呼吸筋の収縮力(1回換気量：TVで代用)の最大収縮力(努力性肺活量：VCで代用)に対する割合が増加するほど速やかに疲労することが報告されている[3]。BITIはこの2つの要素を掛け合わせた BITI＝(Ti/Ttot)×(TV/VC)の式で求められる。成人でのBITIの検討[4]では健康成人の正常値は仰臥位：0.057±0.016，坐位：0.050±0.009であり，筆者らの行った健康成熟新生児のBITIの検討(仰臥位)では，0.120±0.014と成人に比し高値を呈していた[5]。0.15以上の症例では換気補助を必要とするとされている。

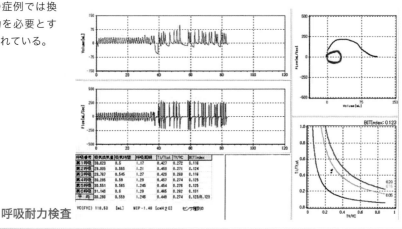

呼吸耐力検査

3. 中枢性呼吸機能検査

山田 洋輔

中枢性呼吸機能検査には，呼吸中枢の炭酸ガスへの反応性（化学性呼吸調節）を調べる炭酸ガス換気応答試験（VRCO$_2$）と，肺伸展受容器などを介した反射性呼吸調節を評価する気道閉塞検査がある。本稿ではVRCO$_2$について主に解説する。

VRCO$_2$は，呼吸中枢の換気応答である「血中CO$_2$濃度上昇に対して換気量を増やす反応」を評価するために行う。児に閉鎖回路内でCO$_2$を再呼吸させ，血中CO$_2$濃度を上昇させる。その間の分時換気量の変化を測定し，高CO$_2$血症に対する呼吸中枢の反応を定量的に測定する。呼吸中枢が未成熟で無呼吸を呈する児の評価に有用である。また，呼吸賦活薬，鎮静薬の効果・影響についても検査ができる。CCHSなどの呼吸中枢障害を病態とする特殊疾患の鑑別にも用いることができる。

適応

VRCO$_2$は呼吸中枢が未成熟で無呼吸を呈する，またはそのリスクのある児の評価に用いられる。一番の適応は早産児であり，気管挿管中の児で抜管する直前に呼吸中枢を評価することで，無呼吸を起こす頻度，重症度の予測に使うことができ，抜管後の呼吸管理，呼吸賦活薬の投与，量の調節に有用な情報となる。成熟児においても，無呼吸発作を認め短期間に改善しない場合にはVRCO$_2$を測定することで，重症度の評価や，中枢性・閉塞性の鑑別に用いることができる。

無呼吸以外では，慢性的な低換気が起きやすい児に検査を行うことがある。呼吸中枢は慢性的な低換気に曝露されると換気応答が低下することが知られている。先天異常，神経筋疾患などの低換気になりやすい児では，呼吸中枢の反応がどのくらい残っているか，ということを推測することができる。

準備

・児が安静にしていること（成熟児では睡眠中が望ましい）

呼吸中枢のみの反応性を調べるために，児は安静にしている必要がある。体動があ

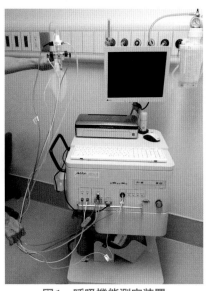

図1　呼吸機能測定装置

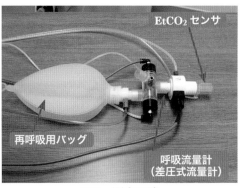

図2　測定回路

る場合や啼泣している場合には，正確なVRCO$_2$は測定できない。後述する閉鎖回路をつくるのが困難であることや，啼泣による呼吸の換気量も計測されることにより呼吸中枢の反応のみを評価できないためである。

・呼吸器などのアラーム管理

　安静にしていることが重要であるため，検査中に刺激にならないよう，アラーム設定などに注意する。

物品

1) 呼吸機能測定装置ARFEL Ⅲ

　VRCO$_2$はARFEL Ⅲ（アイビジョン社，図1）を用いて測定する。ARFEL Ⅲは本体とそれに接続される測定回路（図2）からなる。測定回路には，再呼吸用のバッグ，換気量などを測定する呼吸流量計，EtCO$_2$センサがついている。バッグは5%CO$_2$と95%O$_2$の混合気で満たす。二酸化炭素ボンベは本体に設置されており，酸素は壁配管にホースを接続する。呼吸流量計にはいくつかのサイズがあり，体重500 g程度であれば'00'，1,000 g程度以上の新生児であれば'0'，それ以上は体重に合わせて'1'，'2'という呼吸流量計を選択する。挿管中の児であればEtCO$_2$センサを直接挿管チューブに接続して閉鎖回路がつくられるが，非挿管の場合にはマスクなどをつけ，そのマスクを児にフィッ

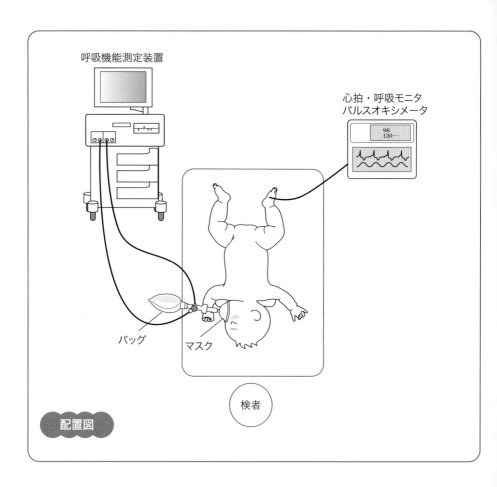

呼吸機能測定装置

心拍・呼吸モニタ
パルスオキシメータ

98
120…

バッグ

マスク

検者

配置図

トさせることで閉鎖回路をつくる。本体には，測定された情報が送られ，専用のソフトウェアでデータの解析が行われる。

2）呼吸心拍モニタ

　検査中の脈拍，SpO_2 を監視する。再呼吸用バッグは検査開始時は5%CO_2と95%O_2のガスで満たされているため，基本的にはSpO_2の低下はないが，無呼吸が持続すると徐脈，低酸素血症となり得るため注意する。

検査の実際

1）検査の手順

　検査の準備が整ったら，測定回路を児に接続し検査を開始する。非挿管ではマスク

フィットで児が覚醒しないように注意する（図3）。測定が始まると，モニタ上に呼吸ごとの，$EtCO_2$，TV，MV，RRなどの呼吸パラメータが記録される（図4）。$EtCO_2$が5%から7%以上まで上昇する，または開始時の濃度（＞5%以上）から＋2%以上に上昇するまで再呼吸をさせる。新生児では検査が適切にできているとRRよりもTVが上昇し，その結果MVが上昇していくことが一般的である。検査中は，TVの波形をみてリークが生じていないかを確認する。リークが多いと閉鎖回路がつくれないため，$EtCO_2$が上昇しないことやTVが過小評価になる。挿管中の児では軽度の前屈や頸部圧迫，非挿管ではマスクフィットを適切に行うことで対応する。呼吸中枢の反応が非常に低い場合には，検査を開始しても自発呼吸が出現せずに徐脈や低酸素血症となるため，検査

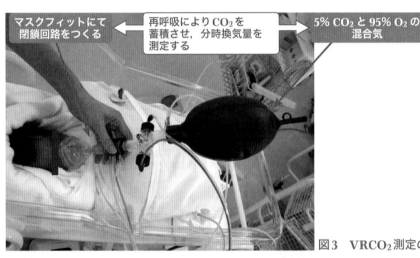

マスクフィットにて閉鎖回路をつくる

再呼吸によりCO_2を蓄積させ，分時換気量を測定する

5% CO_2と95% O_2の混合気

図3　$VRCO_2$測定の様子

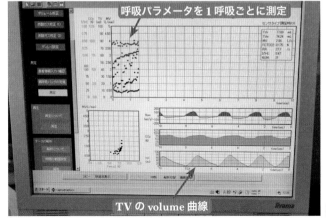

呼吸パラメータを1呼吸ごとに測定

TVのvolume曲線

図4　$VRCO_2$測定画面

を中断し呼吸器に接続して換気を行う。検査時間は個体差があるが，ほとんどは数分から5分程度で終了する。検査終了後は呼吸器による換気を再開することや，非挿管では自発呼吸を促し高CO_2血症が持続しないようにする。

2）結果の解釈

正常新生児における$VRCO_2$の結果を示す（図5）。$VRCO_2$は$EtCO_2$とMVの変化を一次関数に近似し，その傾きから求めている。$VRCO_2 = \Delta MV / \Delta EtCO_2$/体重（mL/分/mmHg/kg）という式で計算され，この症例では25.5という値であった。結果では，値以外に相関係数も確認が必要である。相関係数が低い場合はMVの増加が$EtCO_2$の増加と関連がない，ということになる。この場合は検査が適切にできていない，と考えられ再検査が必要である。われわれは基本的には相関係数＜0.4のもの，または統計学的に有意でないものは採用しないようにしている。検査を繰り返しても相関係数が低い場合には，検査の不備というより呼吸中枢の反応が極めて低い，という可能性がある。挿管中の極低出生体重児の急性期などでは時にこういったことが起こる。

われわれは正常児80例の測定から，34.6（29.3–42.8）mL/分/kg/mmHgを基準値と

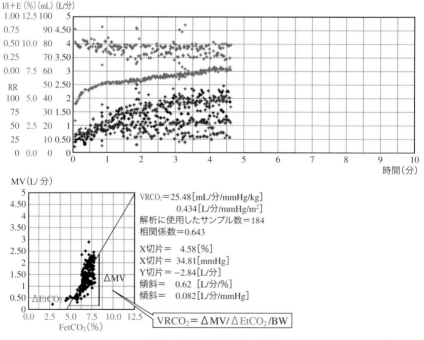

図5　正常新生児の1例

して使用している。極低出生体重児は在胎週数29.1±2.3，出生体重1,105±261 gの42例で検討を行い，検査時修正週数31.0±1.7でVRCO$_2$は20.6±9.1であった（図6）。極低出生体重児のVRCO$_2$と最も関連していたのは修正週数で，修正週数が進むほど呼吸中枢の反応は上昇していた。われわれがVRCO$_2$をカフェイン製剤の投与の参考にする場合には，基準値下限以下は投与，とすることが多い。カフェイン製剤の投与後データではVRCO$_2$は上昇傾向となり，無呼吸により検査ができなかった児でも，呼吸中枢の反応が上がり検査ができるようになることを経験する。鎮静薬がどのくらい呼吸中枢に影響しているか，ということも評価ができ，正期産児9例にミダゾラム0.2 mg/kg投与2時間後のVRCO$_2$は27.1±10.8であり，投与前より有意に低下していた。

染色体異常や神経筋疾患などで慢性的に低換気を呈しやすい児では，呼吸中枢が高いCO$_2$に慣れてしまい呼吸賦活が弱

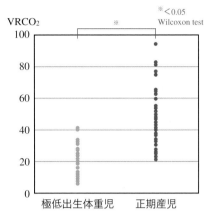

図6　正期産児と極低出生体重児の比較

検査のコツ

ポイント

1）極力音を出さないこと

安静時に行う検査であるため音を出さないことが重要である。本体起動時の音，酸素配管を接続するときの音などに注意する。

2）バッグ内のガスを多くしすぎないこと

換気量が小さい早産児では，バッグ内のガスが多いと再呼吸してもCO$_2$の上昇に時間がかかることがあるので，体格に合わせて量を調節する。

3）検査開始直後のバッグ開放後にマスクをフィットすること

検査を開始すると閉鎖されているバッグが開放され，それを児が再呼吸することで検査が行われる。そのため，バッグ開放時にわずかに児側へ気流が発生する。非挿管時ではその気流の刺激によって児が覚醒してしまうこともある。その場合は，気流の発生がおさまってからマスクをフィットさせることが有効である。

4）安静が保ちにくい児では，検査前にやや過換気傾向にすること

挿管している児では，検査前から多呼吸になっていると検査がうまくできない。その場合，やや過換気となる設定にすることで自発呼吸を減らし安静を保てることがある。ただし過換気すぎると，検査開始後も自発呼吸が出現しない点には留意しておく。

くなる，つまりVRCO₂が低値になることがある。こういった症例では，自分では換気量を増やせず低換気が持続してしまう，感染時にCO_2が貯留しやすい，窒息などのエピソードがあっても自力で改善できない，という病態が起こることが想定され，管理上の注意が必要である。

呼吸中枢疾患の診断
　成熟児にも呼吸中枢の反応が極めて低いという病態が起こることがあり，そういった場合にはCCHSが疑われる。CCHSは先天的な呼吸中枢障害があり重篤な低換気を呈する。確定診断は遺伝子検査で行われるが，VRCO₂により呼吸生理学的な診断をつけることができる。CCHS 26例の検査では，平均が4.4と基準値や極低出生体重児と比べ極めて低値であった（図7）。経験上，VRCO₂＜10の場合はCCHSが強く疑われる。

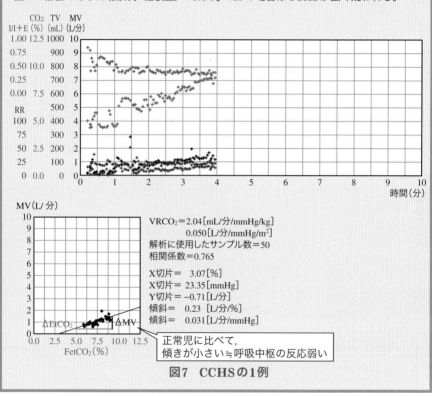

図7　CCHSの1例

気道閉塞法は，肺の伸展受容器を介した反射性調節を評価する中枢性呼吸機能検査である。$VRCO_2$ と同じ呼吸機能測定装置に，開閉できるバルブのついた呼吸流量計を用いて，呼気終末にバルブを閉じて気道閉塞を生じさせる。反射性調節により児が吸気を続けている間はバルブを閉じ，呼気に転じたところでバルブを開放する。気道閉塞する前の安静呼吸と比べて，気道閉塞時には吸気時間がどのくらい延びたか，という％prolongation や，気道閉塞時の最大吸気圧などを測定する。％prolongation が大きいほうが，吸気命令が長く出る，無呼吸になりにくい，ということを意味する。以前のように，抜管後に CPAP などを当然のごとく使用できない状況下では，抜管の成否に影響する検査として，われわれのグループにおいても抜管基準の項目になっていた。近年では，早産児の抜管後には何らかの陽圧の呼吸補助を行うことがほとんどであり，そうすると肺が虚脱しないため伸展受容器の反射性調節が損なわれない（＝％prolongation は低下しにくい）ことから，積極的に行うことはなくなってきている。ただし，$VRCO_2$ とは異なる機序の呼吸調節の評価法であり，化学性調節が機能していない場合に反射性調節を調べることで，呼吸調節全体の評価ができるなど，専門性はより高いが活用法のある検査である。

F 呼吸管理中のケア

1.　観察のポイント

齋藤 香織

　新生児の呼吸状態は成人とは異なるさまざまな特徴があり，短時間で変化し得るため継続的な観察を行う必要がある。①呼吸管理が適切に提供されているか，②サポートの程度は新生児の状態に適しているか，③合併症やトラブルは起こっていないか，という視点で観察を行う。また，呼吸状態だけをみるのでなく，循環，消化，体温，覚醒状態や表情など全身を観察し新生児の状態を包括的に評価することも重要である。

適応

　すべての呼吸管理中の新生児が対象となる。

準備

・観察のタイミング

　まずは，新生児がどの覚醒状態にあるのか見極めることが重要である。基本的には安静時の呼吸状態を観察するが，特定の覚醒状態のときにだけ症状が出る場合もある。例えば吸気性喘鳴は吸気流速の早くなる啼泣時に症状が出やすく，無呼吸発作や舌根沈下はState 1〜2の入眠時に起こりやすい（図1）[1]。また，努力呼吸は哺乳中や哺乳後に増強することがある。どのような状態の際に症状が出るのか，新生児の覚醒状態と併せて観察を行う。

物品

　ストップウォッチ，聴診器，体温計，パルスオキシメータ，呼吸・心拍モニタなど

観察の実際

　呼吸管理中の新生児の観察にあたっては，①呼吸管理が適切かつ安全に提供されているか，②呼吸サポートが新生児の状態に適しているか，③合併症が起こっていないか，といった視点が重要である。

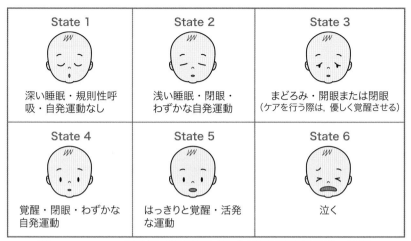

図1 Brazelton新生児行動評価に基づく新生児覚醒状態の観察

Brazelton TB編著, 穐山富太郎監訳: ブラゼルトン新生児行動評価 第3版, 医歯薬出版, 16-19, 1998[1]より引用, 改変

1)呼吸管理が適切に提供されているか

人工呼吸器などは適切に使用されていないと, 効果的に治療が行われないばかりか, 合併症や不利益をもたらす可能性がある. 呼吸管理が適切に提供されているかどうか, 定期的に確認し異常の早期発見に努める(図2〜図4).

2)呼吸管理のサポートは新生児の状態に適しているか

出生直後の新生児は子宮内から子宮外環境へ適応するためダイナミックな変化を遂げ, 呼吸状態も短時間のうちに変化する. 慢性期の新生児であっても感染症などで急激に病状が変化する場合があり, 病状に変化がなくても成長発達により呼吸状態が改善したり, 悪化することがある. そのため, 継続的な観察と呼吸の評価は欠かせない. サポートが足りなければ低酸素血症や高CO_2血症に陥り, アシドーシスから肺高血圧症を引き起こし, 全身状態を悪化させる可能性がある. 反対に過剰なサポートは高酸素血症や低CO_2血症を引き起こして脳血流を減少させるだけでなく, 未熟な肺を損傷して慢性肺疾患を悪化させる. また, 高い吸気圧や自発呼吸との同調性の悪さは肺過膨張・エアリークの誘因となる.

呼吸パターン, 努力呼吸の種類や程度, チアノーゼ, 喘鳴, 呼吸音, 気道分泌物の量と性状, そのほか全身状態を観察する(表1, 図5[2]). また, 血液ガス, SpO_2, 経皮二酸化炭素分圧(transcutaneous carbon dioxide pressure：tcPCO$_2$)または呼気終末炭

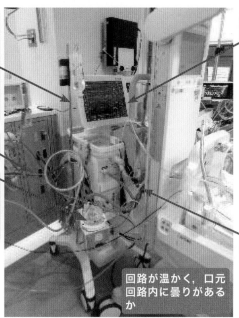

自動吸水ボトルに水は入っているか，空気穴のキャップは吸水ボトルの種類により開閉する（セミハードボトルでは開き，ソフトボトルでは閉める）

電源，配管が確実に挿入されているか

加温加湿器の電源が入っており設定は合っているか，加温加湿器の水が適量入っているか

人工呼吸器の設定は指示どおりか

回路に水がたまっていないか

回路が温かく，口元回路内に曇りがあるか

図2　呼吸管理中の視点①

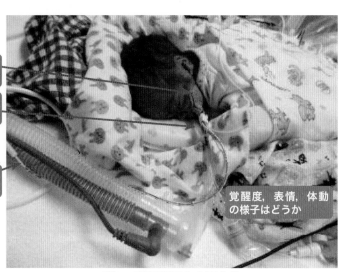

テープは確実に固定されているか

挿管チューブの長さは合っているか

回路が引っ張られていないか

覚醒度，表情，体動の様子はどうか

図3　呼吸管理中の視点②

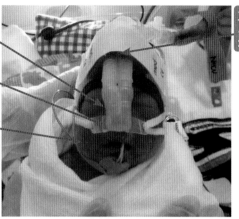

適切なサイズのデバ
イスが選択されてい
るか

鼻腔の損傷や発赤は
ないか

固定デバイスによる
頬の発赤や圧痕はな
いか

正中に左右バランス
よく装着されている
か

図4　呼吸管理中の視点③ネーザルデバイスの場合

表1　呼吸状態観察のポイント

呼吸パターン	新生児の呼吸数は30〜60回である。正常新生児でも呼吸パターンは不規則で、5〜10秒程度の無呼吸はみられることがある。早産児では、数秒の無呼吸と規則的な呼吸を繰り返す周期性呼吸がよくみられる。
無呼吸	20秒以上無呼吸が続く場合、20秒以下でも徐脈やチアノーゼを伴う場合、無呼吸発作と呼ぶ。
	中枢性無呼吸：呼吸中枢の未熟性、機能不全により呼吸が抑制される。在胎週数の少ない早産児ほど無呼吸発作が多くみられる。
	閉塞性無呼吸：気道の閉塞による。胸郭の動きはあるが有効な換気が行われない。新生児は頸部の屈曲伸展や分泌物の貯留で容易に気道閉塞に陥る。
	混合性無呼吸：中枢性無呼吸と閉塞性無呼吸が混在したもの。多くの早産児の無呼吸発作は混合性無呼吸である。
陥没呼吸	努力呼吸の一種。吸気時の胸腔内陰圧に胸郭が引き込まれ、肋間や胸骨下などに陥没がみられ、呼吸努力が増大した状態である。
鼻翼呼吸	努力呼吸の一種。吸気時に鼻翼が広がり鼻腔を拡大させて多くの吸気を得ようとする。
シーソー呼吸	努力呼吸の一種。気道の通過障害や肺の拡張障害により、胸郭が上がると腹部が下がり、胸郭が下がると腹部が上がるような動きになる。
呻吟	努力呼吸の一種。肺の虚脱を防ぐため、呼気時に声門を閉じる。「うー」と唸るようなうめき音がきこえる。
喘鳴	狭窄部の気流が早くなることから狭窄音がきかれる。 吸気性喘鳴：上気道に狭窄部がある場合 呼気性喘鳴：下気道に狭窄部がある場合
呼吸音	左右差がある場合には気胸や片肺挿管、無気肺などを疑う。片肺挿管は左右の気管支角度の違いから右側に入りやすくエア入りは右＞左となる。
分泌物の性状	量、色調、粘稠度、吸引頻度などを観察する。量の増加は炎症や肺うっ血を示唆する。黄色粘稠の分泌物は感染症、赤色は肺出血や気道からの出血を疑う。

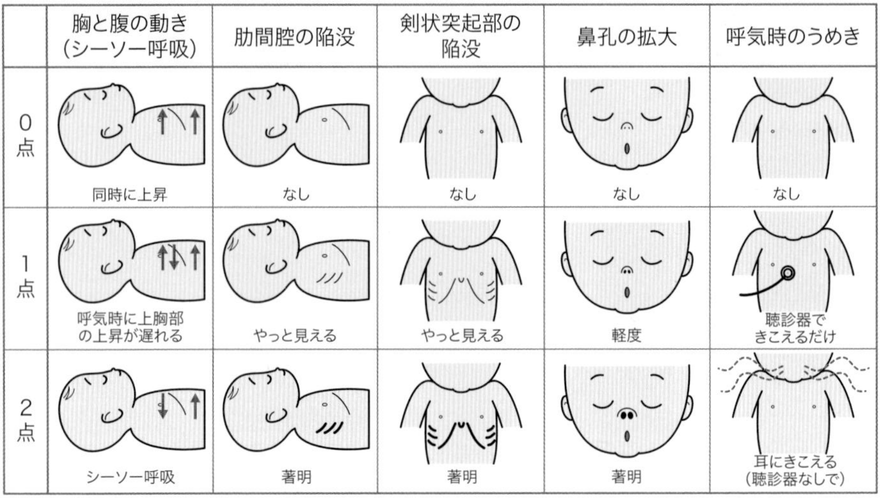

	胸と腹の動き（シーソー呼吸）	肋間腔の陥没	剣状突起部の陥没	鼻孔の拡大	呼気時のうめき
0点	同時に上昇	なし	なし	なし	なし
1点	呼気時に上胸部の上昇が遅れる	やっと見える	やっと見える	軽度	聴診器できこえるだけ
2点	シーソー呼吸	著明	著明	著明	耳にきこえる（聴診器なしで）

図5　努力呼吸の種類と程度（シルバーマンスコア）
Silverman WA：Dunham's Premature Infants, 3rd ed, Harper & Row, 144, 1961[2]より引用，改変

酸ガス濃度（End-tidal carbon dioxide：$EtCO_2$）などの継続的な評価を行い，新生児の状態に合わせた呼吸サポートを行う必要がある。

3）合併症やトラブルは起こっていないか

　前述のように不適切な呼吸管理や，過少・過剰な呼吸サポートは合併症を引き起こす可能性がある。また，適切に管理していても，新生児の病状や生育環境によっては合併症が起こりやすい状況となる。リスクを予測した観察が重要である。以下に呼吸管理中に起こり得る主な合併症，トラブルについて述べる。

（1）エアリーク

　空気の漏出した場所によって，気胸，縦郭気腫，間質性肺気腫，心嚢気腫，気腹などがある。肺コンプライアンスが低下する呼吸窮迫症候群，一過性多呼吸，胎便吸引症候群，羊水過少，dry lung症候群，横隔膜ヘルニアなどの肺低形成，高い吸気圧設定や非同調の呼吸管理はエアリークのハイリスクである。突然のチアノーゼや徐脈，努力呼吸の増強，胸郭の高さの左右差，エア入りの左右差などの症状があればエアリークを疑う。

（2）ファイティング

　自発呼吸と人工呼吸の同調性が悪く互いにぶつかっている状態であり呼吸努力の増加がみられる。有効な換気が得られず，呼吸仕事量も増加する。ファイティングにより気道内圧が上昇するためエアリークが生じたり，胸腔内圧の上昇により脳出血のリ

スクも高まる。呼吸器のモードを変え同調性を改善する，必要があれば鎮静を行う，などの対応が必要となる。

(3)計画外抜管

　突然の徐脈，SpO_2 低下，胸上がりが悪く腹部が膨満する，エア入り不良，呼気 CO_2 モニタが変色しないなどが観察される。新生児に使用される挿管チューブはカフなしのことが多く，体格も小さく適切なチューブ位置の範囲が狭い。そのため，見た目上は適切にチューブが固定されていたとしても，体動や首の位置の変化などで容易に計画外抜管が起こる。児の成長による体重変化だけでなく，浮腫の増減，腹部膨満による横隔膜の挙上，腹臥位か仰臥位かなどの体位によっても気管とチューブの位置関係は変化するため，X線写真でチューブ位置を確認しておく。挿管チューブの先端は左右の鎖骨の先端を結ぶ中点と後側第2肋間の中間が望ましい。啼泣時に首が反り返ったり，腹臥位の体制で首を反対に向けてしまい，計画外抜管に至るケースも多い。新生児が安寧に過ごせるような環境を整えることが重要である。成長発達や体格に応じたポジショニングや，本人の覚醒度に合わせたタイミングで優しいケアを行うよう心がける。

(4)チューブ閉塞

　徐脈，SpO_2 低下，呼吸努力の増加，胸上がりが悪い，エア入り不良などが観察される。新生児の使用する挿管チューブは細いため分泌物によって閉塞しやすい。人工呼吸器の加湿不足があると分泌物が粘稠となり閉塞しやすくなる。分泌物が固い場合には，加温加湿器のチャンバ出口に水滴があるか，挿管チューブに曇りがあるかなど，適切に加湿がかかっているかを観察し，不十分であれば加温加湿器の設定の見直しを行う。また，血液が固まりやすい特徴から血性痰はチューブ閉塞のハイリスクであるため，必要時は頻繁に吸引を行いチューブ閉塞を予防する。

(5)チューブ当たり

　チューブ自体が閉塞していなくても，チューブ閉塞のような換気不全が起こることもある。新生児の気道は細く短いため気管壁や気管分岐部にチューブ先端が当たり換気がとれなくなってしまう場合である。チューブを適切な位置に調整する，チューブの向きを回転させて固定する，側穴付きのチューブを使用するなどの対策がある。

(6)人工呼吸器関連肺炎(VAP)

　人工呼吸器使用中の場合，口腔内に存在する原因菌が気管チューブを介して侵入し，

肺炎を引き起こしやすい。気道分泌物の増加，黄色で粘稠な痰，呼吸器条件の上昇，活気低下，発熱（または体温変動）などが症状としてみられる。

文献
1) Brazelton TB編著，穐山富太郎監訳：ブラゼルトン新生児行動評価 第3版，医歯薬出版，16-19，1998
2) Silverman WA：Dunham's Premature Infants, 3rd ed, Harper & Row, 144, 1961
3) 横尾京子，他：早産児の痛みのアセスメントツール（FSPAPI）の開発：上部顔面表情運動の定量に基づいたフェース・スケール．日新生児看護誌 16：11-18，2010

さらにもう一歩

痛みや快適性の観察

　人工呼吸療法は新生児にとって必要な治療である反面，さまざまな苦痛をもたらす。気管挿管チューブによる咽頭痛，吸引時の痛みのほか，体位制限がある，抱っこしてもらえない，おしゃぶりがしずらい，哺乳ができないなどの苦痛もある。持続的な痛みやストレスは発達に悪影響を及ぼすことがわかっており，新生児の痛みや快適性を観察し，少しでも軽減する姿勢を大事にしたい。

　成人領域と異なり，挿管を伴う人工呼吸療法中の新生児のための，継続的な疼痛や鎮静のアセスメントツールは確立されていないが，処置時の痛みに対応した疼痛スケールを参考にすることができる（図6）[3]。吸引や採血など痛みを伴う処置の際には，疼痛スケールを使用して継続的に痛みの評価を行い，疼痛緩和ケアに努めることが推奨されている。苦痛緩和のためのケアには家族の参加も期待される。吸引や採血の際に，そっと新生児を包み込みホールディングを行うことなどは家族も参加できる疼痛緩和ケアである。家族も一緒に疼痛緩和ケアに取り組みやすい環境づくりが期待される。

レベル	0	1	2	3	4
上部顔面表情					
しわ形成部位	なし	眉間	眉間 鼻根 下眼瞼	眉間 鼻根 額 下眼瞼（上眼瞼）	消失
特記事項	・処置前と同じ ・収縮性以外の動きや開眼を認めることもある	・眉弓の膨隆を認めるが，しわ形成が不明瞭なことがある	・下部顔面：鼻唇溝を認めることもある	・下部顔面：鼻唇溝と開口を認める ・額のしわは，水平方向のほかに，眉間に向かって斜めに走るしわもある ・上眼瞼のしわは低体重の場合に出現	・顔面蒼白や全身弛緩が出現する ・鎮静法や中断によって避ける

図6　Face Scale for Pain Assessment of Preterm Infant
横尾京子，他：早産児の痛みのアセスメントツール（FSPAPI）の開発：上部顔面表情運動の定量に基づいたフェース・スケール．日本新生児看護学会誌 16：11-18，2010[3]より一部改変

2. 気管吸引

吉原 三惠

　気管挿管している児にとって，気管吸引は気道の確保のために必要不可欠なケアの
ひとつである。その反面，気管吸引は侵襲が大きく，痛みの伴うケアでもあり，児の
ストレスや痛みが最小限となるように行う必要がある。気管吸引により，細く脆弱な
気管を傷つけてしまうこともある。ルーチンケアではなく，児に最適な吸引方法や物
品を選択し，児の状況をアセスメントしていくことが大切である。吸引方法には，開
放式気管吸引，閉鎖式気管吸引，deep法（チューブが突き当たる位置から少し引き抜
いて吸引を始める），shallow法（吸引チューブの挿入長さをあらかじめ決めて吸引す
る）などがある。

目的

1) 気管内の分泌物を除去し，気道閉塞を防止する

2) 気管内分泌物の細菌学的検査

適応

・SpO$_2$低下・徐脈時

・分時換気量の低下・振幅圧の上昇・胸の上がりや震えの悪化時

・加湿水の侵入時

・肺の呼吸音が悪く，雑音があるとき

・呼吸器回路に水がなく，グラフィックモニタで揺れがあるとき

準備物品

・開放式気管吸引時（図1）

　　吸引チューブ　Argyle™カテーテル（エアロフロー™）（多孔式）

　　吸引器，ディスポーザブル排液バッグ

　　接続チューブ，注射用水（20 mLボトル）

　　個人防護具

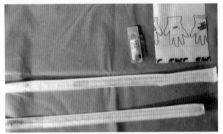

図1　準備物品（開放式気管吸引時）

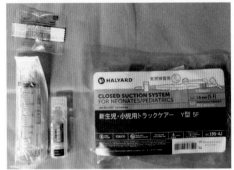

図3　準備物品（閉鎖式気管吸引時）

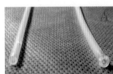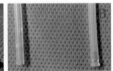

図2　吸引チューブの先端
A：サフィード®吸引チューブ
B：エアロフロー™気管支吸引チューブ

滅菌手袋（片手）

(1)開放式吸引の利点（図2）

・多孔式でチューブを回しながら吸引できる。

・エアロフロー™先端は丸く多孔式のため，気道粘膜を損傷しにくい。

(2)開放式吸引の欠点

・吸引ごとに呼吸器回路を取りはずすため，気道内圧が低下する。

・開放式のため，気道感染や喀痰の飛沫による他患児への感染の可能性がある。

・閉鎖式気管吸引時（図3）

吸引チューブトラックケア（挿管チューブに沿ったサイズ）

吸引器，ディスポーザブル排液バッグ

接続チューブ

生理食塩液（20 mLボトルを緑シリンジに引く）

個人防護具

(1)閉鎖式吸引の利点

・吸引ごとに呼吸器回路を取りはずさないため，気道内圧の低下が少ない。

・閉鎖式のため，気道感染や喀痰の飛沫による他患児への感染を防止する。

(2)閉鎖式吸引の欠点

・単孔式のため，十分吸引できない。

図4　チューブの先端
新生児・小児トラックケア内
のチューブ

サイズの目安	
挿管チューブの太さ(mm)	チューブの太さ(Fr)
2.0	5
2.5	5(〜6)
3.0	6
3.5	6(〜7)
4.0	7(〜8)
4.5	8

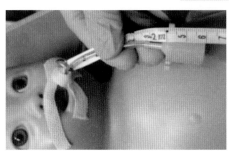

**図5　吸引チューブを挿入す
るために長さを測定**

・チューブ先端が角のため(図4)，気道粘膜を損傷しやすい。

・高コスト

手技の実際

1)開放式吸引時

(1)吸引圧を確認する(−13 kPa)。

(2)個人防護具を装着し，スタンダードプリコーションに従って手洗いをして手袋を
装着する。

(3)挿管チューブに何cm吸引チューブを挿入するか測定する(例：図5なら12 cmの
ところから＋6 cm＋0.5 cmで，計18.5 cm挿入する)。

(4)接続チューブに吸引チューブを接続する。

> **ポイント**
> ・挿管チューブから固定している手を離さず，固定位置がずれないようにする。
> ・挿入時は，素早く挿入し，抵抗がないかを確認(チューブ閉塞がないか)。
> ・吸引圧をかけたら，初めはゆっくりと引き，分泌物が引けるところで止まり回転させる。
> ・挿管チューブ内に吸引チューブがあるときは，圧をかけたまま素早く抜き取り呼吸器
> に装着し，チューブ位置や胸の上がりを確認する。
> ・児の状態が不安定なときは，2人で吸引を実施する。

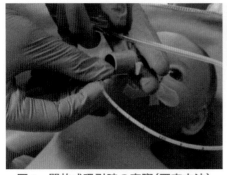

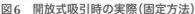
図7　新生児・小児用トラックケアY型

図6　開放式吸引時の実際(固定方法)

(5)チューブを持つ手のみ滅菌手袋を着用して，挿入される部分のチューブを清潔に保って持つ。

(6)挿管チューブと人工呼吸器(人工鼻)の接続部を吸気直後にはずし，吸引チューブを挿管チューブ内に挿入して，挿入後陽圧をかける。

(7)吸引圧をかけたまま，吸引チューブを回転させながら抜く。1回の吸引所要時間は，10秒以内を目安とする(図6)。

(8)挿管チューブと人工呼吸器を接続する。

(9)接続チューブ内の分泌物を蒸留水で流した後，吸引チューブは破棄する。

(10)吸引前後の呼吸状態(呼吸音・SpO_2・HR・胸郭の動き・換気量・グラフィックモニタ波形の変化など)・挿管チューブ固定位置・呼吸器の作動状況を観察する。

(11)個人防護具を取りはずし，手洗いする。

(12)吸引した時間，吸引物の量・性状・色と児の一般状態を記録する。

2)閉鎖式吸引時

(1)Y字の場合，ETチューブアダプタをはずしてY字アダプタを接続し呼吸器回路とトラックケアを装着する(図7)。

(2)吸引圧を確認する(−13 kPa)。

(3)個人防護具を装着し，スタンダードプリコーションに従って手洗いの後，手袋を装着する。

(4)トラックケアのキャップをはずし，接続チューブと接続する。

(5)コントロールバルブ(図8)のロックを解除し，吸引圧がかかることを確認する。

(6)一方の手でY字アダプタ(図9)を保持し，もう一方の手の親指と人差し指でチュー

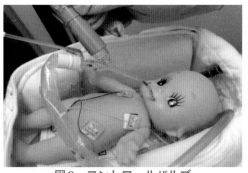

図8　コントロールバルブ

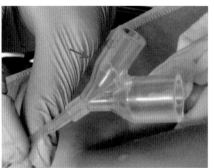

図9　Y字アダプタ

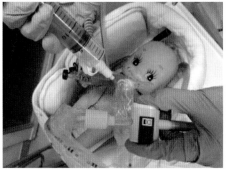

図10　閉鎖式吸引時の実際(方法)

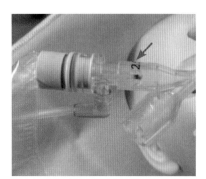

図11　ドーム

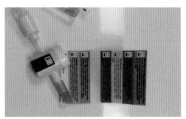

図12　交換した曜日のシール

ブを持ち，吸気直後に設定の深さまで挿入する(shallow法：挿管チューブの先端 ＋0.5 cm)。

(7)アダプタを保持したまま，コントロールバルブを押して陰圧を加えながらチューブを引き抜く(1回の吸引所要時間は，10秒以内を目安とする)(図10)。

(8)チューブ先端の黒いマーカーが，ドーム(図11)内にみえたらそこで止める。

(9)注入用ポートのふたを開けて生理食塩液を接続し，コントロールバルブを押して陰圧を加えてチューブ内を洗浄し，ふたを閉じる。

(10)コントロールバルブをロックする。

(11)吸引前後の呼吸状態(呼吸音・SpO$_2$・HR・胸郭の動き・換気量・グラフィックモニタ波形の変化など)・挿管チューブ位置・呼吸器の作動状況を観察する。

(12)吸引した時間，吸引物の量・性状・色と児の一般状態を記録する。

(13)トラックケアは，1日1回交換し，交換した曜日のシール(**図12**)をコントロールバルブに貼る。

ここに注意！

・気管吸引は，低酸素血症や循環動態の変動による頭蓋内出血・気胸・感染・気道粘膜の損傷や肉芽形成などの合併症の可能性がある。

・気管吸引は，計画外抜管を起こす可能性があるため，ポジショニングや挿管チューブ位置に注意する。

・口鼻腔吸引と同時に行う場合は，口→鼻→気管の順番で吸引する。

・栄養注入中や注入直後の吸引は控える。

・児の状況に応じて，酸素濃度を上げたり，担当医と相談して一時的な呼吸器設定の変更や吸引直後は吸気ホールドで虚脱した肺を改善させる。

・閉鎖式吸引の場合，分泌物の性状によっては，分泌物が取りきれない場合があるため開放式吸引を検討する。

・トラックケアを使用中に開放式吸引が必要な場合は，Y字からトラックケアをはずして吸引する。

・吸引後は児の状態を観察し，ホールディングや包み込みなどでストレス緩和に努める。

・家族が面会中は家族にホールディングをしてもらうなど一緒に実施する。

ポイント

・トラックケアはチューブ先端の位置に注意する。

・ドームを過ぎても黒いマーカーを引き抜くと，吸引チューブの保護スリーブが膨張し，呼吸器からの送気が児に届かない可能性がある。

・チューブが気道内に挿入されたままだと，気道抵抗が増加する可能性がある。

・チューブ先端の黒いマーカーがドームに納まっていない状態で洗浄すると気管に洗浄液が入る可能性がある。

・吸引中の計画外抜管を予防するために，挿管チューブの位置を動かさないよう実施する。

参考文献
1) 星野陸夫：よりよい気管内吸引手技はどのようなものか？ 周産期医 34 増刊：651-654，2004
2) 菅野さやか：気管内吸引・気管内洗浄．Neona Care 秋季増刊：77-84，2011
3) 西 大介：吸引(鼻腔吸引・気管内吸引・閉鎖式気管吸引)・気管内洗浄．with NEO 秋季増刊：297-301，2019

3. 計画外抜管予防

篠田 麻里

　NICUに入院する新生児は人工呼吸管理を必要とする場合が多い。手術や処置のための一時的な人工呼吸管理から，超低出生体重児や抜管困難症などによる長期的な人工呼吸管理など，期間や理由はさまざまである。

　計画外抜管とは，抜管の準備をしていないにもかかわらず，何らかのトラブルにより気管内に留置していた挿管チューブが抜けてしまった状態を示す。計画外抜管が新生児に及ぼす影響として，通常の計画抜管とは異なり，気道の損傷や出血などから二次的に低酸素血症や低酸素脳症に陥る可能性がある。そのため，新生児が安定化するような良肢位を保ち，頸部の後屈を避け，計画外抜管のリスクを回避していくことが必要になる。

準備・物品

・挿管チューブの種類

　PORTEX® ・気管内チューブ（シリコナイズド）（Smiths Medical社）

　ラセン入気管内チューブ（標準型）（富士システムズ社）

・テープの巻き替え

　リムーバー，濡れたガーゼ，乾いたガーゼ，それぞれのチューブに合った固定テープ。

　再挿管の準備（喉頭鏡，今使用しているチューブと同じ太さのチューブ，もう1サイズ下の太さのチューブ）。

・ポジショニング用具

手技の実際

1）新生児に用いるチューブの特徴を知る

　気管チューブのカフによる気道粘膜の物理的損傷や，結果として細いサイズを選択することによる気道抵抗の増大と呼吸仕事量の増大が懸念されるため，新生児にはカフなしのチューブを用いる。

　挿管チューブの種類や固定方法は施設によって異なるが，固定のポイントとしては，

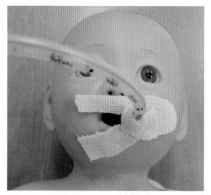 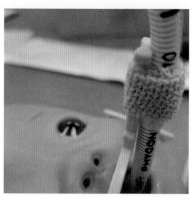

図1　PORTEX®・気管内チューブの固定

図2　ラセン入気管内チューブの固定

挿入するチューブの長さが変化しないことである。例えばPORTEX®・気管内チューブ（シリコナイズド）は，粘着性弾力包帯（エラテックス®（アルケア社）など）で固定（図1）することができる。しかし，ラセン入気管内チューブ（標準型）は粘着性弾力包帯では粘着力が弱く，チューブとテープが剝がれることがあり，ラセン入気管内チューブ（標準型）に不織布粘着包帯（メッシュポア™（ニチバン社）など）を貼付してから，粘着性弾力包帯で固定（図2）という方法をとっている。このように製品によって粘着性が合わないテープもあるため，製品の性質を考慮し，固定方法を選択する必要がある。

2）チューブ先端の位置が適切か確認する（図3）

　気管チューブの適切な先端位置はTh2とTh3の間とされることが多いが，文献によって異なる。浅くなって計画外抜管を起こす，または深くなって分岐部損傷や片肺挿管を起こすような位置を避けることが重要である。

　新生児の気管は短く，チューブ先端の適正位置の範囲は狭い。正期産の場合で，頭部の前屈によって5 mm深く，後屈によって28 mm浅く入るといわれているが，安全なチューブ可動域は9 mmとされている。超低出生体重児では体が小さくなるため，安全なチューブ可動域はさらに狭くなる[1]。児の体位によるチューブ位置の変化は大きく，したがって計画外抜管を起こすリスクが高くなることを念頭に置く必要がある。

　気管チューブの長さは，口角か口唇のいずれかで目盛りを確認する。勤務交代時，ケアの前後，児のそばから離れる前後など，挿入の深さが合っているかを必ず確認する。

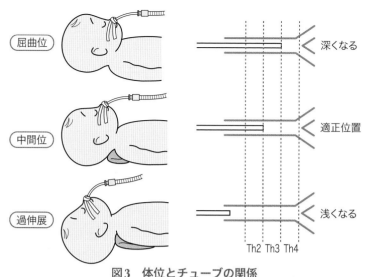

図3　体位とチューブの関係
頭部の位置で，容易に気管チューブの深さが変化する。

3）X線撮影時の条件を把握する

　X線撮影時には適切な深さで挿管チューブを挿入し，首の位置を中間位（図3）にすることが大切である。例えば本来7 cm挿入すべきところX線撮影時に挿管チューブが引っ張られて6.5 cmで撮影を行い，Th2とTh3の中間位で適切な深さと判断された場合，本来の7 cmに戻すと挿入が深くなる。また，首の角度（肩枕の有無）や体位についても同様のことがいえる。X線撮影時の条件を把握することは重要な確認事項となる。

4）テープの粘着・汚染について把握し，必要時テープの巻き替えを依頼する

　成人の場合，下顎などの動きやすいところに固定すると剥がれやすいことを考慮するが，極低出生体重児などはまだ下顎の動きが少なく，それほど考えなくてよい。顔が小さく貼付面積が小さいことから，挿管チューブ固定ホルダー（ネオバー（NEOTECH Products社）など）を用いての固定が難しく，テープで頬や口唇の周りに貼付することが多い。唾液での汚染や嘔吐，高加湿による粘着性の低下により頬や口唇からテープが浮き，剥がれやすくなる。また，頬や口唇のテープはしっかり装着されているがチューブだけが抜けてしまう，いわゆる中抜けという状態になることもある。このような場合は，速やかに担当医に報告し，巻き替えを依頼する必要がある。

　テープを固定するときは，接着面が濡れていると剥がれやすいため，肌を乾燥させてから貼る。リムーバーを用いてテープを剥がす場合は，水で濡らしたガーゼでリムー

バーを拭き取り，その後，乾いたガーゼで挿管チューブや口唇の水滴を拭き取ってから，新しいテープで再固定をする。粘着直後にテープをしっかり押さえることで，粘着力を高めることができる。テープを皮膚に貼付した直後の粘着力は弱く，粘着剤が皮膚の凹凸になじむように濡れ広がり接触面積が増加していくにつれて，粘着力も上昇する。さらに時間が経過すると，皮膚の代謝や発汗などによって粘着力は低下していき，剝がれやすくなっていくというテープの特性を知り，ケアにあたることも大切である。

5）ポジショニング（新生児の動き）

　早産で生まれた場合，挿管による人工呼吸管理を必要とする児は少なくない。呼吸循環器系，神経系の急性期の治療として，しばらくの間，安静を必要とする児も多い。そのような安静時期のポジショニングでは，全身をしっかりと包み込むスワドリングが児に安定・安心をもたらす。児に安定・安心をもたらすポジショニングのポイントとしては，①頭部をタオルなどで囲む，②手を体幹の中央または口元に近づける，③背中・臀部・足底を用具に接地させる，④全身を包み込む，⑤全身に軽く圧迫を加える（子宮内では羊水の水圧で圧迫されている），である。このような姿勢を保持することで，全身の屈筋緊張を高めることも期待できる[2]。

　児が安定・安心するための行動に手の把握反射がある。児が挿管チューブをつかむ光景をよく目にするが，それは児が安定・安心を求めているサインである。挿管チューブではなく，ガーゼロールなど，児が握れるものに持ち替えさせる必要がある[2]。

　児の成長に合わせ，「腹臥位では頭を反対に向けるようになってきたから，消化や呼吸がよければ側臥位をとっていこう」など，その児がどのように動きやすいのかを観察し，個別性を考えた対応が必要となる。また，その状況をチームで共有し，計画外抜管のリスクを減らしていくことが大切である。

6）チューブのテンションのかけ方・回路の固定方法

　図4，図5のようにカーブを描くように固定することで，左口角で固定したチューブが口腔内でたわんで抜けることを予防でき，児が多少，頭を左右に動かしても児の動きに合わせてついてくることができる。また，チューブと回路の接続部とチューブを固定している口角の位置関係が図4（オレンジの線）のようになっていると，さらにチューブに余裕ができ，児の動きに合わせてチューブと回路が動くようになる。回路には温度センサを固定するところがあり，その部分は保育器内に入れ込まないほうが

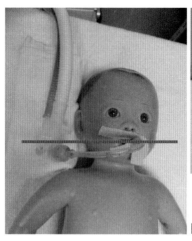

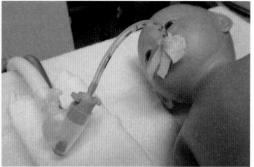

図5　右側臥位時のチューブのテンション

図4　仰臥位時のチューブのテンション

よい。保育器内で図4のようにするには，児をなるべく保育器の頭側に寄せて寝かせる必要があるが，可能な限りでこのように固定すると，計画外抜管の予防につながる。

7)挿管している児の体位変換

体位変換は，気道クリアランスや呼吸困難の改善，肺許容量の改善，ガス交換の改善，下側肺障害の治療を目的に行うことが多く，同一体位による無気肺の予防に努める必要がある。新生児は頭が大きく，首がすわっていない状態で，看護師や医師が処置（気管吸引時・体位変換・おむつ交換など）を行う際にチューブ位置が変わる可能性がある。そのため，ケアの実施はできる限り2名で実施することが児の安全・安楽につながる。

(1)仰臥位から側臥位への体位変換

はじめに，体位変換をする方向に頭を向かせ，チューブのテンションを整える。右手掌と指の腹全体で児の四肢を包み込み，左手掌と指の腹全体で児の背部を支え，回旋する途中で児の安定化を確認しつつ右手の位置を変え，側臥位へ体位変換する。このときに，首の角度やチューブの位置に気をつけて実施することが大切である（図6）。

(2)側臥位から腹臥位への体位変換

側臥位での体位の維持を確認し，右手掌と指の腹全体で児の四肢を包み込み，左手掌と指の腹全体で背部を支え，腹臥位へ体位変換する。腹臥位での体位の維持を確認し，頭部から顔面にかけて左手掌と指の腹全体で支える。体幹の正中位と四肢の屈曲・正中位を維持できるようにポジショニングで整える（図7）。

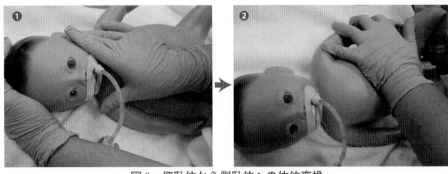

図6　仰臥位から側臥位への体位変換
①体幹は正面に向け，呼吸器回路と頭を横に向けチューブを整える。
②首の角度を整えた後で，児を包み込み，体幹を動かす。

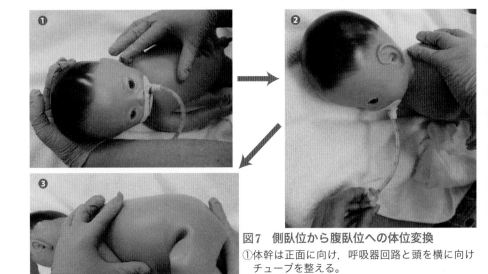

図7　側臥位から腹臥位への体位変換
①体幹は正面に向け，呼吸器回路と頭を横に向けチューブを整える。
②児を包み込みながら90度ずつ向きを変える。
③両手掌で児の体幹を包み込みながら，ゆっくりと腹臥位に体位変換を行う（このとき，首の角度が後屈になりやすいため注意が必要である）。

引用文献
1)　岡　園代：入院時・急性期に必須の基本手技　気管挿管．Neona Care秋季増刊：75，2011
2)　木原秀樹：新生児のポジショニングノート　写真と図解で赤ちゃんを包み込むケアのコツとワザがひと目で分かる！　メディカ出版，20，26，2013

参考文献
1)　野村雅子：呼吸管理中のケア　計画外抜管予防．周産期医 49：553-556，2019

児の動きには個別性があるため，動きの特徴を把握しチームで共有することが大切である。受け持ちスタッフが離れているときにも他のスタッフが，その児が挿管管理中であり計画外抜管のリスクがあることを頭に入れ，適宜，児の様子を見にいくことが大切である。また，計画外抜管が起こってしまった場合は，そのときの状況をチームで話し合い，対策を検討し，もう2度と同じことを起こさないように対策を考え対応していく。

　近年の呼吸器にはグラフィックモニタが表示される。普段の波形を頭に入れ，波形が小さくなったり，呼気の波形が出なくなったりしていないかをみる必要がある（図8）。

　挿管管理中の新生児は，挿管チューブを異物と捉え，気管分泌物がたまる。気管分泌物が貯留すると，効果的な換気ができなくなり苦しくなる。その状況下で気管内吸引が必要となるが，吸引を行わず気管分泌物が貯留したままになると，啼泣し頭を左右に振ったり，手を動かしたりして暴れる。啼泣することで，さらに気管分泌物が貯留し苦しくなり，体動が増えることとなり，悪循環に陥る。この悪循環中に計画外抜管を起こす可能性も十分に考えられるため，新生児がなぜ啼泣しているのかを考え，不快因子（気管分泌物，体位，おむつ汚れなど）を取り除き，安全に気管挿管管理ができるようにすることも大切である。

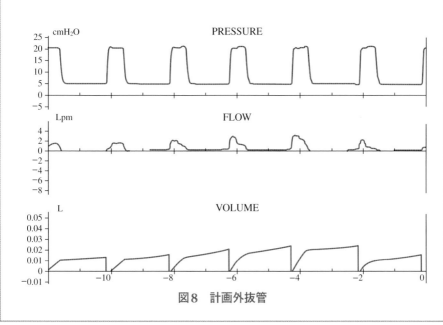

図8　計画外抜管

4. ポジショニング

齋藤 香織

呼吸管理中の新生児のポジショニングには，不良姿勢の予防や，安寧・安静，発達促進などさまざまな目的がある。正中屈曲位を基本とし，それぞれの新生児の発達段階や体格，病状に合わせた方法を選択する必要がある。また，挿管中の場合には計画外抜管予防や，ネーザルデバイスを使用している場合にはデバイスのずれ予防など，呼吸管理の種類によってもポジショニングにおける注意点がある。

適応

すべての呼吸管理中の新生児がポジショニングの対象と考えられる。早産児は屈筋の筋緊張が弱く，重力によって四肢が伸展・外転・外旋した不良姿勢となりやすい。胎児は子宮内で体を丸めた姿勢をとっており，胎内で経験するような環境にできるだけ近づけることで，早産児の発達促進や姿勢異常の予防につながると考えられている。同様に，正期産児であっても鎮静薬使用中の場合は筋緊張が低下するため，不良姿勢を予防するためのポジショニングが必要となる。また，鎮静薬を使用していない正期産児の場合でも，呼吸管理中の場合には，安寧や安静，計画外抜管予防のためにポジショニングを必要とすることが多い。

準備

1）全身状態のアセスメント

・在胎週数，修正週数，日齢

・使用している呼吸管理の種類，呼吸・循環動態，鎮静薬使用の有無

・筋緊張，活気，体動の程度

・発達段階，自己鎮静やストレスサイン，児の好み

・皮膚の成熟度，皮膚トラブルの有無

・体幹や四肢の変形や拘縮の有無

・挿入されている点滴やドレーンなどのルート類，使用しているモニタ類の種類と位置

・治療・疾患に伴う体位制限など

2)目的に沿ったポジショニングのプランを立てる

ポジショニングの目的

・不良姿勢を予防し屈筋の緊張を高める。

・屈曲位をとることで，姿勢が安定し自己鎮静行動がとりやすくなる(口と手の接近など)。

・囲い込みなどとの接触により感覚運動経験を増やし，ボディイメージを構築する。

・安静が促されることで呼吸循環動態の安定につながる。

・リラクゼーション効果によりストレスが軽減され睡眠が増加する。

・長期的な姿勢不良を予防する(下肢の変形，いわゆるがに股の予防)。

・定期的な体位変換による褥瘡や皮膚トラブルの予防を行う。

・定期的な体位変換や肺痰姿勢による肺理学療法を行う。

物品

　各施設によりさまざまな物品が使用されている。ここでは2つの方法を紹介する。

1)タオルを使用する場合(図1)

(1)用意するもの

・バスタオル

・シーツ(スムースやネルなどの肌に優しい素材)

・必要に応じて固定用の砂嚢

(2)特徴

・病院内で手に入りやすく特別なコストがかからない。

・大きさがある程度決まっており，新生児の体格に合わせた調整や折り畳みなどの技術が必要となる。

・タオル地は凹凸があるため，体動が少ない新生児や早産児の場合には圧痕が残りやすい。

　→正期産児，屈曲姿勢がとれるようになった早産児に適している。

2)スポンジを使用する場合(図2，図3)

(1)用意するもの

・新生児用ディスポーザブルマットレス(ベビーズマットレス(日本メディカルプロダクツ社)など)

・ディスポーザブルマットレス用カバー(ベビーズシーツ(日本メディカルプロダク

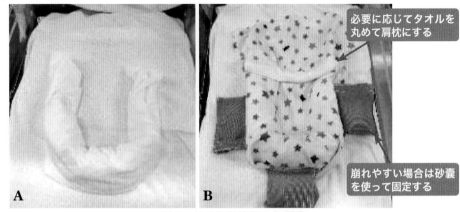

図1 タオルを使用した場合

A：バスタオルを丸めて囲い込みをつくる。
B：囲い込みの上にスムースやネルなど肌に優しい素材のシーツを重ねる。

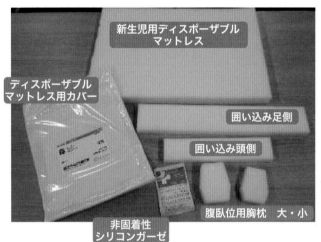

図2 急性期の早産児に使用するディスポーザブルのポジショニング用品

ツ社）など）もしくはシーツ（スムースやネルなどの肌に優しい素材）

・非固着性シリコンガーゼ（トレックス®ガーゼ（富士システムズ社）など）

・メリヤス編みチューブ包帯（ストッキネット（アルケア社）など）

(2)特徴

・ポジショニング専用の製品となっている場合，コストがかかる。

・体重別に規格が決まっている製品は比較的容易に使用できる。

・ディスポーザブル製品の場合，衛生的で，新生児の体格に合わせてカットすることができる。

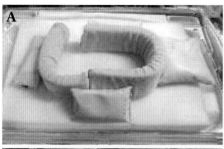

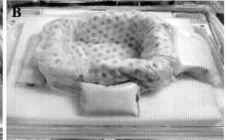

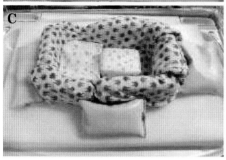

図3　スポンジを使用した場合

A：新生児用ディスポーザブルマットレスの上に，囲い込み，頭側，足側を並べる。体位変換時に動かしやすいようメリヤス編みチューブ包帯をカバーにしている。

B：囲い込みの上から，スムースやネル，ベビーズシーツを重ねる。在胎24週以下で出生した早産児の出生直後には非固着性シリコンガーゼを使用する。

C：腹臥位の場合　腹臥位用枕，頭枕を体格に合わせてカットしそれぞれ不織布で巻いて使用する。

・タオルよりも柔らかく弾力性があるため，新生児にとって優しく，処置やケアの際にスポンジを押しつぶして行える。

　→早産児や急性期の新生児に適している。

手技の実際

1）各体位の特徴

　各体位の特徴（表）を踏まえて，ポジショニングを検討する。

2）ポジショニングによる挿管チューブ位置の変化

　挿管チューブの先端位置は頸部の屈曲により深くなり，伸展により浅くなる（「F-3. 計画外抜管予防」の項，図3を参照）。また仰臥位正面向きや，側臥位のように顔と体幹の向きが一致している場合に比べると，顔を横に向けた仰臥位や腹臥位では，その分挿管チューブは浅くなる。頸部の過屈曲は片肺挿管や気管分岐部への接触によるチューブ閉塞，また頸部の過伸展は計画外抜管のリスクとなり得る。頸部の中間位が保てるようなポジショニングを心がける必要がある。

3）早産児の急性期のポジショニング

　早産児の急性期には全身状態の密な観察，呼吸循環動態の安定，未熟な皮膚の保護

表　各体位の特徴

仰臥位	全身が観察しやすい
	ケアや処置が行いやすい
	SIDSの予防効果がある
	呼吸や消化の面で不利なことが多い
腹臥位	屈曲位がとりやすい
	安寧・安静が促されやすい
	横隔膜が下がることで呼吸機能に有利
	胃内残渣が減少する
側臥位	頸部と体幹の軸が一致しやすい（頸部のねじれがない）
	手と手，足と足の接触運動が行いやすい
	手を口に持っていく自己鎮静行動がとりやすい
	姿勢が崩れやすい

SIDS：乳幼児突然死症候群（sudden infant death syndrome）

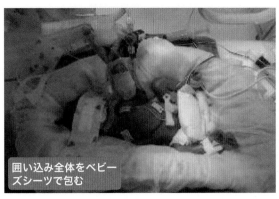

囲い込み全体をベビーズシーツで包む

図4　急性期のポジショニング

マットレスとして新生児用ディスポーザブルマットレスを使用。低出生体重児のために開発されたマットレスで，高温多湿な保育器内でも安全に使用できる。低VOC（有機化合物）素材，滅菌済，ディスポーザブル製品。柔らかく弾力があるので，体位変換困難な時期にマットレスを押し込んで除圧できる。

が優先される。観察や検査などのしやすさから，また体位変換が容易に行えないために，体位は仰臥位となることが多い。安静のため長時間にわたり体位変換を行えないこともあるため，褥瘡などの皮膚トラブルを起こさない物品選択も重要となる。

　四肢が伸展，外転しないように囲い込みで包み込む（図4）。体位変換ができない間は，マットレスを押し込んで除圧を行う。

4）早産児亜急性期のポジショニング

　急性期を脱し体位変換ができるようになった時期には，呼吸や消化の面で有利な腹臥位をとることが多い。

　体格に合わせた枕を使用し，屈曲位がとれるようにする（図5）。手を口元に持っていける姿勢は早産児の自己鎮静を促し，安寧に過ごしやすい。

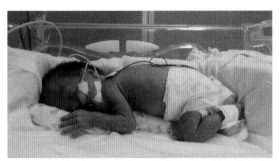

①四肢が屈曲し，肘，膝がマット面に着地している
②頸部が過伸展，過回旋していない
③頭よりも臀部が高くならない
④臀部が丸まった姿勢

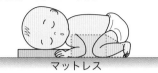

マットレス

図5　亜急性期の腹臥位のポジショニング
頭部の下，胸〜腹部の下に枕を入れ，屈曲位をとりやすくする。

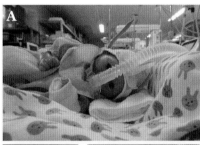

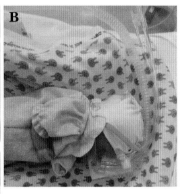

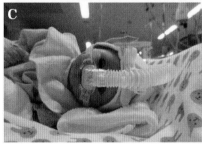

図6　ネーザルデバイスを用いる場合
A：回路が囲い込みの上を通っているため，顔に対して斜めになり，デバイスがずれやすい。
B：回路を頭部に沿わせた固定
C：顔の正面からみて回路が正中にくるようにポジショニングをする。

5）ネーザルデバイスを使用する場合

　ネーザルデバイスを用いて呼吸管理を行っている場合には，デバイスが適正な位置に保てるようなポジショニングを行う（図6）。回路の走行は重要であり，頭部に沿わせるか，囲い込みにあたらないように前方から出すなどの工夫が必要である。囲い込みの上を横切るように走行すると，テンションがかかりデバイスのずれにつながることがある。体位変換やポジショニングを整えたら，顔の正面からみて正中にデバイスがあり左右にバランスよく装着されているか確認する。

　また，頸部の過旋回は気道を押しつぶし閉塞性無呼吸を引き起こしかねない。特に腹臥位の場合には，頭側からみて，肩のラインよりも顎が下方にあるようにポジショ

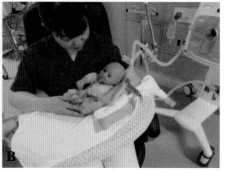

図7　呼吸管理中のカンガルーケア・抱っこ

ニングを整える。

6) 呼吸管理中のカンガルーケア・抱っこ（図7）

　呼吸管理中であっても，カンガルーケアや抱っこは新生児にとって全身で家族と触れ合い愛情を受ける機会であり，家族も親子の絆を深めることができる。

　挿管管理中にカンガルーケアや抱っこを行う場合には，計画外抜管の予防が重要となる。時間の経過とともに回路の重みで挿管チューブが引っ張られることがあるため，複数個所でしっかりと回路を固定する。移動を含めてカンガルーケア・抱っこ中も頸

腹部の圧迫

　新生児，特に早産児は生理的に腹部が膨満している。腹臥位のポジショニング時には体幹の下に枕を入れることで四肢の屈曲位をとりやすくするが，枕の大きさによっては腹部を圧迫することにもなりかねない。腹部を圧迫することは横隔膜を挙上させ，1回換気量を減少させることが報告されている。新生児の体格や腹部膨満の程度に合わせた枕の大きさを選ぶ必要がある。腹部膨満が強い場合には，腹部にかかる部分を薄くしたり，剣状突起より上の胸部のみの枕にすることもある。ディスポーザブルタイプのスポンジの場合には自由にカットできるため調整が容易である。

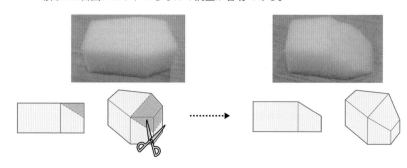

部の過伸展や過屈曲が起こらないように配慮し，重力や新生児の体動などにより体位がずれてきた場合には適宜修正を行う。スタッフの見守りに加えて，家族にも注意点を理解してもらい，安全に呼吸管理中のカンガルーケアや抱っこを行うように努める。

ヘッドアップ時のポジショニング

　子宮内で胎児の臀部と足底は子宮壁という同一面に接しており，早産児においても多くのポジショニングのマニュアルでは臀部と足底は同じライン上で囲い込みと接するよう解説されている。しかし，呼吸管理中の新生児の場合，呼吸器関連肺炎の予防などの観点から保育器のマット面は，頭側が高くなるようなヘッドアップとなっている。ヘッドアップ時は重力により新生児が足側にずり落ちてきてしまい，下肢のスペースが窮屈となり，良肢位がとりにくくなることがある。

　臀部と囲い込みの間に小さな枕を入れることで，体幹全体がずり落ちるのを予防し，下肢のスペースが確保されて中間位が保ちやすくなる。また，囲い込み自体もUの字ではなく，コの字型に整えるようにすると，下肢の内反足になりずらい。下肢のポジションがとりずらい場合には試してみるとよい。

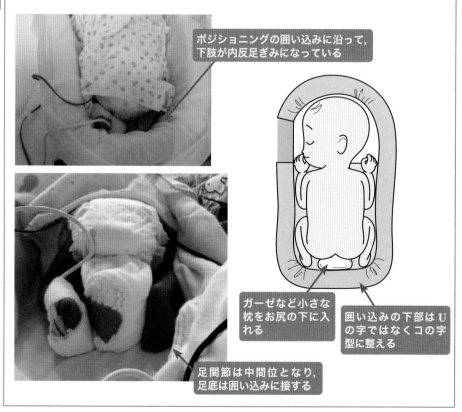

ポジショニングの囲い込みに沿って，下肢が内反足ぎみになっている

ガーゼなど小さな枕をお尻の下に入れる

囲い込みの下部はUの字ではなくコの字型に整える

足関節は中間位となり，足底は囲い込みに接する

5. 感染予防

北村 怜

新生児は，特殊な場合を除いて胎内では無菌状態にあるため，出生直後には常在細菌叢を有していない。NICUに入院し，気管挿管などの人工呼吸管理を必要とする児は保育器の中で管理されることが多く，母親と児の皮膚と皮膚との接触が少ないため，母親の常在菌ではなく最初に接触する保育器などの医療機器，処置する医療従事者の手指からの細菌が定着する。特に早産児は母親からの移行抗体が少なく，免疫学的に未熟であり，保菌した菌により侵襲的な感染症を生じ，医療的処置が必要になることや生命にかかわることが多くある。そのため，医療従事者は感染に対する知識を持ち，適切なケアを行うことが求められる。

感染症の発生頻度，種類，菌種

出生体重別の感染症発症率は低体重であるほど発症率が高くなっており（表1）[1]，感染症の種類としては敗血症もしくは血流感染，肺炎の発症頻度が高く（図1）[1]，新生児の場合，肺炎は人工呼吸器関連肺炎（ventilator-associated pneumonia：VAP）が多い。

原因の病原菌としては，メチシリン耐性黄色ブドウ球菌（MRSA），メチシリン感受性黄色ブドウ球菌（MSSA），コアグラーゼ陰性ブドウ球菌（CNS）が多く[1]，1,000 g以下の児においては，全感染症の約40％をこれらの菌が占めている[2]。

表1　体重別感染症発生率

体重	入院患児数	感染症発症数	感染症発生率
〜 999 g	1,215	372	30.6%
1,000 〜 1,499 g	1,664	101	6.1%
1,500 g 〜	23,810	464	1.9%
合計	26,689	937	3.5%

厚生労働省院内感染対策サーベイランス 新生児集中治療室部門 公開情報2018年1月〜12月年報，2019 https://janis.mhlw.go.jp/report/nicu.html　2019.12.12アクセス[1]

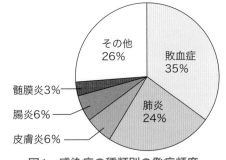

図1　感染症の種類別の発症頻度

その他 26%
敗血症 35%
髄膜炎3%
腸炎6%
肺炎 24%
皮膚炎6%

厚生労働省院内感染対策サーベイランス 新生児集中治療室部門 公開情報2018年1月〜12月年報，2019 https://janis.mhlw.go.jp/report/nicu.html　2019.12.12アクセス[1]

感染経路

　新生児の感染経路には，垂直感染と水平感染がある。垂直感染は母体からの感染であり，子宮内(経胎盤)感染，経産道感染，母乳感染などで起こり，妊娠中の母体の血液検査，腟培養の情報が有用である。水平感染は，出生後に接する医療機器(リネンや血管内留置チューブ，気管挿管チューブ)や，医療従事者の手指を介した接触感染，飛沫・空気感染などで起こる。人工呼吸管理中は，主にこの水平感染が問題になる。

感染予防の実際

1)手指衛生

一処置二手指衛生

　病原微生物の水平感染を防ぐ最も重要な方法は，新生児に対する処置・ケアの前と後に行う一処置二手指衛生であり，方法として，擦式アルコール製剤による手指消毒が推奨されている。保育器などに手を入れる場合には，肘までの手指衛生が必要であり，メーカーの推奨する量(約3 mL)以上を使用する。また目に見える汚染が手にある場合は，アルコールが不活化され消毒の効果が減弱するため，石鹸と流水による手洗いを行う。アルコールに抵抗性の芽胞形成菌やアデノウイルス，ロタウイルスを有する児のケアを行う場合も同様に手洗いを行う。手洗いにかける時間は，米国疾病予防管理センター(CDC)は最低15秒間[3]，世界保健機関(WHO)は40 ～ 60秒かけることを推奨しており[4]，汚れの残りやすい指先や指の間，爪など(図2)は意識してていねいに洗う必要がある[5]。ブラックライトを利用した手洗いチェックは，手洗い手技で汚れの残りやすい場所について各自が視覚的に理解できる。

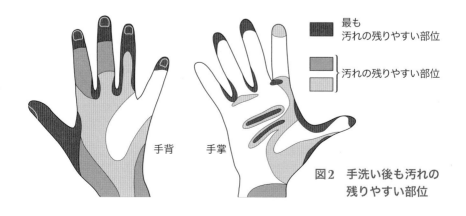

最も
汚れの残りやすい部位

汚れの残りやすい部位

手背　　手掌

図2　手洗い後も汚れの
　　　残りやすい部位

手指衛生は正しい手技に加え，実施するタイミングが重要である。WHOのガイドラインには医療従事者が手指衛生を行うべき5つのタイミングが示されており[6)]，それは①患児に触れる前，②清潔または無菌操作の前，③体液や排泄物など湿性生体物質に曝露した可能性があった後，④患児に触れた後，⑤患児の周囲の環境(物品)に触れた後，である(図3)[4)]。

　また同ガイドラインでは，医療施設内を医療ケアエリア(図3オレンジ色の部分)と患児ゾーン(図3の点線内)に区別し，その間で病原微生物の移動が起こらないように手指衛生を行う必要があるとしている。NICUはオープンフロアであることが多く，患児ゾーンの境界線が曖昧になりやすいので，注意が必要である。

　頻回な手指衛生は手荒れ(皮膚炎)の原因となるが，手荒れがあると黄色ブドウ球菌やグラム陰性桿菌が定着しやすく，手を洗っただけでは微生物の数が減少しにくくなる。一方，擦式アルコール製剤にはエモリエント剤や保湿剤が含有され，手荒れが起こりにくいことが報告されており，またジェルタイプや液状タイプ，ノンアルコールタイプ

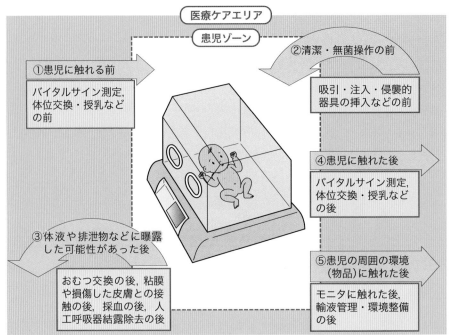

図3　医療従事者が手指衛生を行うべき5つのタイミング・患児ゾーンと医療ケアエリア
WHO：WHO Guidelines on Hand Hygiene in Health Care. https://apps.who.int/iris/bitstream/handle/10665/44102/9789241597906_eng.pdf　2019.12.12アクセス[4)]

のものなど，さまざまな種類が発売されている。個人の手に合う手指衛生剤を使用し，乾燥する時期にはハンドクリームなどの皮膚の保護を積極的にすることが望まれる。

2）予防策

(1) 標準予防策

患児からの湿性生体物質（血液・体液・分泌物・排泄物・創部からの滲出液）は，感染性病原微生物が含まれる可能性があるため，これらの感染伝播の可能性が高い処置の前には，個人防護具を使用する（図4）。

個人防護具は非滅菌手袋を中心とし，湿性生体物質が衣類や体に接触する場合にはガウンを，顔面に飛散する可能性がある処置時はサージカルマスクやゴーグルなどを追加して使用する。

(2) 接触予防策

多剤耐性菌の感染，または保菌が判明している新生児に対しては，物理的な患児隔離と積極的な個人防護具の使用による接触予防策を適応する。

個室のないNICUにおいては，児の保育器やコットを1 m以上離して，間にカーテンや床にテープを貼るなどの仕切りを設け保菌患児の空間的な区別をつける（図5），医

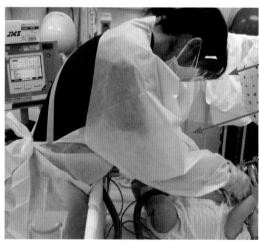

サージカルマスク・ゴーグル
（フェイスシールド）

ガウン

手袋

図4　ベッド・オープンクベース収容児における，開放式吸引実施時の個人防護具

> **ここに注意！**　手袋の上からの手指衛生は，手袋が破損する原因や，微生物が完全に除去できる保証がなく消毒効果が低くなることが指摘されている。そのため，手袋をしてから周囲の環境に触れた場合には，手袋をはずして手指衛生をもう一度行ってから，新しい手袋を装着する。

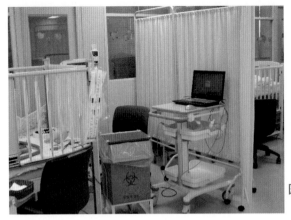

図5 カーテンを用いたコホート隔離

療従事者を専任とするなどにより，意識的に医療従事者の接触機会を減らす。隔離患児ゾーンに入るときには，周辺機器に接触する際も含め，手袋とガウンを着用，退出する際は個人防護具をはずして手指衛生を行うようにする。

3) 正常常在細菌叢による免疫の形成

　病原体微生物が定着・増殖する前に，できるだけ早く正常細菌叢を獲得することが感染防止の点から重要である。

(1) 生後早期の母子皮膚接触

　出生直後より授乳や母親との皮膚接触を行った児では，母親由来の腸内細菌を獲得し，早期に咽頭・消化管常在細菌叢が定着するため，早産児であってもカンガルーケアやタッチングなどの母子皮膚接触を行うことが望ましい。

(2) 母乳栄養

　母乳栄養では腸管内環境が酸性になるため，乳酸菌やビフィズス菌などの菌が多くなり，病原微生物の定着を防ぐ。生後3日以内に母乳を口腔内に塗布し，常在細菌を獲得することで，MRSAの保菌率が有意に減少したとの報告もある[6]。

4) 人工呼吸器関連肺炎 (VAP)

　VAPとは，気管挿管下の人工呼吸器患者に，人工呼吸開始48時間以降に新たに発生した肺炎のことである。危険因子として，NICU入院期間が長い，再挿管，経管栄養，機械的人工換気などがある。

VAP予防として効果的なもの

　・適切な手指衛生

- 気管挿管期間の短縮
- 適切な呼気終末陽圧（positive end-expiratory pressure：PEEP）の使用による分泌物の下気道へのたれ込みの予防
- 体位管理（仰臥位はVAPの危険因子であり，腹臥位，あるいは側臥位が安全。30〜45度の上体挙上による逆流の予防）
- プロバイオティクスの使用
- 加温加湿器水の使用

VAP予防として，効果がはっきりしていないこと

- 定期的な人工呼吸器回路の交換（ただし，見た目で汚れている場合には交換が必要）
- 閉鎖式吸引回路の使用（患児の気道分泌物の飛沫による周囲の環境や医療従事者の汚染を防ぐ利点はある）
- 予防的な抗菌薬投与

5）病原体サーベイランス

サーベイランスとは，医療関連感染の予防を目的として，その発生に関するデータを疫学的原則に基づいて収集，分析，解釈し，フィードバックする活動のことである。

MRSAや基質特異性拡張型βラクタマーゼ（ESBL）産生菌など特定の多剤耐性菌が，ある病棟で複数の患者から検出され，薬剤感受パターンが一致した場合には，同じ耐性菌が病棟内で伝播したことを示す。感染症の防御を考えるうえで，サーベイランスを行い，対策を行うことは重要である。NICU/GCUに入院している患児に対し，感染症のある・なしにかかわらず全員に定期的な積極的監視培養を行うことで，耐性菌保菌者の早期の同定による隔離対策やアウトブレイクへの対応が可能になる。また保菌している菌を把握することで，児が感染症を発症した場合の抗菌薬の選択にも役に立つ。

6）環境整備

環境表面に付着している耐性菌はあくまで手指を介して伝播するため，耐性菌対策は手指衛生が最も重要な対策ではあるが，その他に環境整備は手指に付着する耐性菌

> **ポイント**
>
> 環境整備の目的は，洗剤や界面活性剤含有クロスによる清拭により，汚染を除去することである。アルコール製剤は，血清や乳汁などの蛋白質を凝固させる作用があるため，消毒が不十分になり，また保育器などのプラスチック製剤を傷める原因にもなるため，アルコール製剤のみによる清拭は避ける。

表2 乾燥環境下における病原微生物別の感染持続期間

病原微生物	持続期間
黄色ブドウ球菌（MRSAを含む）	7日～7か月
アシネトバクター属	3日～5か月
腸球菌（VREを含む）	5日～4か月
緑膿菌	6時間～16か月，乾燥した床では5週間
セラチア属	3日～2か月，乾燥した床では5週間
カンジダ アルビカンス	1日～4か月
アデノウイルス	7日～3か月
インフルエンザウイルス	1～2日
ロタウイルス	6日～2か月
RSウイルス	6時間まで

VRE：バンコマイシン耐性腸球菌

Kramer A, et al：How long do nosocomial pathogens persist on inanimate surfaces? A systematic review. BMC Infect Dis 6：130, 2006[7]より引用，改変

の量を減らす間接的な方法として重要である。

　耐性菌検出患者のベッドサイドからは耐性菌が高頻度で検出され，かつ病原微生物は長期間環境表面で感染性を維持していることがわかっているため（表2）[7]，医療従事者がよく触れる「高頻度接触面」は，定期的な環境整備が必要である。

　「高頻度接触面」には，保育器の手入れ窓の開閉ボタンやパッキン，人工呼吸器の他に，シリンジポンプ，モニタ（特にアラームの消音ボタン），パソコンなども含まれる。

　また患児周囲の物品を整理することで病原微生物が付着する環境を改善することや，物品のケースを紙ではなくプラスチック製に変更し，清拭を可能にすることなどが求められる。

文献
1) 厚生労働省院内感染対策サーベイランス 新生児集中治療室部門 公開情報2018年1月～12月年報, 2019　https://janis.mhlw.go.jp/report/nicu.html　2019.12.12アクセス
2) 北島博之：新生児感染症の疫学と起炎菌の変遷．周産期医 44増刊：280-285, 2014
3) Boyce JM, et al：Guideline for Hand Hygiene in Health-Care Settings. Recommendations of the Healthcare Infection Control Practices Advisory Committee and the HIPAC/SHEA/APIC/IDSA Hand Hygiene Task Force. Am J Infect Control 30：S1-46, 2002
4) WHO：WHO Guidelines on Hand Hygiene in Health Care. https://apps.who.int/iris/bitstream/handle/10665/44102/9789241597906_eng.pdf　2019.12.12アクセス
5) Taylor LJ：An evaluation of handwashing techniques-1. Nurs Times 74：54-55, 1978
6) 鈴木昭子，他：超低出生体重児の上気道常在細菌叢と口腔内母乳塗布のMRSA保菌への影響．日小児会誌 107：480-483, 2003
7) Kramer A, et al：How long do nosocomial pathogens persist on inanimate surfaces? A systematic review. BMC Infect Dis 6：130, 2006

6. 呼吸理学療法

稲員 惠美

　　呼吸理学療法は広義には24時間の「姿勢管理」と「排痰法」があり，さらに排痰手技は徒手的排痰法と機械的排痰法を単独あるいは併せて行う。姿勢管理は絶対安静時の仰臥位，半側臥位から積極的排痰や酸素化を図る時期の完全側臥位，腹臥位などの姿勢（重力に対する身体の向き）が基本となる。加えて傾斜角度（各姿勢での重心の傾き）と，各姿勢で呼吸筋や代償的補助筋が最も効率的に作用するためのそれぞれの肢位（各体位での四肢の位置）も重要である。徒手および機械的排痰法は気道確保を最優先として「排痰体位」を選択し，気道分泌物の粘性を低下させる加湿を十分に行い，いずれの排痰法も適応と禁忌，条件を十分吟味して実施すべきである。

適応

　　適応となる疾患および状態は主に2つの目的がある。

　　1つは姿勢管理と種々の排痰法を用いて行う気道クリアランスによる換気と酸素化の改善である。適応の状態は呼吸器感染時や術後の分泌物などによる換気低下，下側肺障害や無気肺，過膨張肺，不均等換気などである。

　　もう1つの目的は小児特有の呼吸器系の特徴により引き起こされる呼吸エネルギーの軽減である。その特徴は，①脆弱な気道や筋緊張異常による構造的，機能的な気道抵抗の増加，②気道抵抗と胸郭・肺コンプライアンス格差で引き起こされる陥没呼吸，③機能的残気量および1回換気量低下時の代償的な努力呼吸や頻呼吸などによる呼吸エネルギーの増加，である。

　　適応となる状態は小顎症や下顎の後退などによる咽頭狭窄，舌根沈下，喉頭軟化症や反回神経麻痺，口腔内分泌物の喉頭貯留や喉頭吸入などの構造的および機能的な上気道狭窄，陥没呼吸，呼気延長や呼気努力性の呼吸パターン，頻呼吸である。

準備

・飲水，食事制限

　　ミルク・食事後30分から1時間。ただし経十二指腸栄養の場合は随時可能。

表1 呼吸理学療法中止基準

HR	開始時または当日のベースラインより±20%以上の変化 不整脈
SpO₂	十分な酸素投与下でも90%以下となる場合
RR	60回/分以上
気道	徒手による気道確保で改善されない上気道狭窄
BPs	開始時または当日のベースラインより±20 mmHg以上の変化
CVP	50%以上の上昇
BT	35℃以下，39℃以上
その他	肺および気道出血 チアノーゼの悪化 嘔吐 医師が定めた中止基準に一致した場合 PTが実施困難と判断した場合

HR：心拍数，SpO₂：血中酸素飽和度，RR：換気回数，BPs：収縮期血圧，
CVP：中心静脈圧，BT：体温，PT：理学療法士

表2 MI-E，IPV排痰法導入条件

・吸引や体位変換で循環動態や酸素化が大きく変動しない
・未処置の気胸を認めない
・活動性の出血を認めない
・気道過敏性が亢進していない
・気管切開カニュラを使用している場合，気管支鏡で肉芽や腕頭動脈による拍動を認めない
・受け入れがよい
新生児領域：オープンクベース，短時間のNO離脱可能

MI-E：機械的咳介助，IPV：肺内パーカッションベンチレータ

- あらかじめ中止基準を設ける（表1）。
- 病態に対する徒手および機械的排痰の適応（表2）を考慮し，機械的排痰の適応があれば機器と回路の準備を行い，あらかじめ条件を設定
- 人工呼吸器モードの変更

  換気条件により換気量を増大させる呼吸介助が有効にならない場合があるため，PAV，NAVA，VGでは一時的にPCVやPSVに切り替える[1]。

- アジテーションが強い場合に備えて医師による鎮静薬投与の準備

物品

1)聴診器

施術前後はもとより，同時聴診を行うことで姿勢や肢位のアライメント調整や排痰法実施中の分泌物移動や換気改善を誘導しやすくなる。

2)モニタ

バイタルサインを生体モニタ，換気モニタリングをグラフィックモニタのpressure-volume，flow-volume loopなどの各パラメータを用いることで生体反応と換気力学的反応から呼吸状態の情報を捉えやすくなる。

3)吸引準備

吸引チューブを分泌物の性状に合わせて準備する。閉鎖式吸引を用いている場合でも，粘稠痰などに対応するために開放式吸引の準備や各種吸引チューブ(図1)をそろえておくと効率がよい。

4)ジャクソンリースあるいはアンビューバック

・酸素添加
・機械的排痰が適応の場合は，排痰機器とエアクッションマスクなどのインターフェース
・回路の準備と機器設定

5)加湿可能なデバイス

・粘稠痰の排痰の場合，途中で加湿しながら実施すると分泌物の移動がしやすくなる。

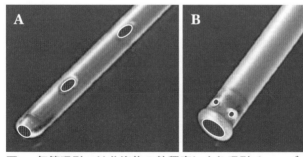

図1　気管吸引では分泌物の粘稠度により吸引チューブの選択が必要

Aデーリーチップ：先端と側壁に吸引孔があり，粘性が少ない多量の分泌物に有効だが，先端に硬い分泌物が接触しても側孔から吸引圧が抜けるため回収が困難となる。

Bエアロフローチップ：先端に吸引孔があり側孔がないため，先端に接触した硬い分泌物を捉え，捉えると閉鎖により陰圧が上がり，さらに硬い分泌物を吸引しやすくなる。

・加圧式吸入器や呼吸器回路に接続するネブライザを用いる。

6）医師による気管支鏡での吸引準備

必要に応じて行う。

治療の実際

1）姿勢管理

(1)共通基本事項

①挿管・非挿管にかかわらず，頸椎は屈伸と回旋は中間位に近づける。挿管中は不良肢位で挿管チューブのキンキングが起こりやすく閉塞やリーク増加に注意する。挿管チューブによるこすれや圧迫，摩擦は抜管後の喉頭浮腫や反回神経麻痺，嚥下障害などの合併症の原因となり得る。

②低出生体重児や早産児ではどの姿勢でも胎児姿勢を基本とする。挿管期間にかかわらず脊柱は軽度屈曲位から中間位，四肢は軽度内転屈曲位とし，特に股関節の過開排（蛙様肢位）は前方脱臼のリスクがあり，生涯姿勢制限を強いられることになるため必ず配慮すべきである。

③四肢の位置に配慮する（図2）。肩関節は胸郭運動，股関節は腹圧を通じて横隔膜運動に影響を与えるため位置に注意する。側臥位では下側の上肢が体幹の下敷きにならないように，また上側の上肢は胸郭の上に載せたり，後方に伸展させないように注意する。肩関節軽度外転屈曲位（90 〜 120度）で胸郭は吸気方向に拡張しやすくなる

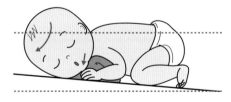

A
脊柱・骨盤の安定性
頸は屈伸・内外旋中間位
上肢は体幹の前に外転位クッションなどを抱かせる

B
顔面を軽度下方に向けて，ねじれ予防クッションは頸部までを支えて下顎は下に降ろす
上部胸郭から頸頭下に折り畳んだおむつやタオルを挿入し，頭部と腹部の厚みにそろえる
腹臥位では軽度高頭位で脊柱中間位となる

図2　側臥位と腹臥位における姿勢と肢位
A：側臥位，B：腹臥位

ため，上側肘は肩より下位にならないようクッションなどを抱かせて外転位を保つ。

④高頭位（ギャッジアップ）は，未頸定で未坐位の発達時期では20度を上限として実施する。低頭位は基本的には実施しない。新生児期のフラット腹臥位では体型的にヘッドダウン位となるため，傾斜角度は脊柱―後頭部を基線とする。

(2) 挿管中，急性期の姿勢

循環動態や医学的管理による制限などで，仰臥位での褥瘡管理までが最低限可能な状態では，頭頸部と四肢の肢位だけでも良肢位とし，高頭位を保つ。腹臥位あるいは側臥位が可能となれば鎮静管理下では口腔内分泌物が少ないため10〜20度の高頭位とする。

(3) 亜急性期〜回復期の姿勢

①側臥位あるいは腹臥位：挿管中で浅鎮静の場合や抜管後などは口腔内分泌物が増加することがあるため，喉頭付近の常時喘鳴や嚥下運動に伴う咳嗽，唾液様の分泌物が多量に回収される場合は喉頭吸入を疑い，完全側臥位でのフラット管理，あるいはICUなどでの監視下では腹臥位での高頭位とする。喉頭吸引を認めない場合は，いずれの体位でも10〜20度の高頭位とする。

②仰臥位：抜管後などでは，仰臥位は上気道の開通のため前推位とすることがあるが，頸椎の過伸展（頸椎軸と下顎角が90度以上）では嚥下運動が阻害されるため注意する。口腔内分泌物の排泄や下側肺障害の予防を考慮し，仰臥位は最低限とする。

③姿勢変換：褥瘡予防と最低限の体位変換としては，左右体幹の除圧を2時間ごとに実施する。腹臥位では頸回旋により重心を変化させ，側臥位は左右交互に2〜3時間ごとに姿勢変換する。急性期では呼吸状態が刻々と変化するため，評価のうえ体位変換プランを見直す。

2) 排痰法

呼吸介助手技

(1) 実施体位

実施体位は体位管理の考え方（表3）と同様であるが，急性期であるほど体位変換は最低限にするため同体位で実施する。しかし循環動態や呼吸状態の許容範囲で，完全側臥位あるいは前傾側臥位に変換して実施すると効果的である（図3）。

(2) 排痰時の共通事項

①加湿：分泌物の性状にもよるが，粘稠な分泌物の場合は事前に分泌物の粘性を低下

表3　呼吸障害の重症度による体位管理

		頸部	仰臥位	側臥位		腹臥位（高頭位）ICUのみ
				高頭位	フラット	
急性期	気管攣縮＋，重症な下側肺障害，重症RDSを伴い，体位変換でのVS悪化＋＋	中間位	◎ 最低限の褥瘡予防体位，背面の除圧	○		×
挿管中 気管攣縮ー，体位変換による許容範囲内のVS悪化	口腔内分泌物ー	中間位	△	◎	△（FRC↓）	◎
	口腔内分泌物＋＋	中間位	×	△	◎ （喉頭吸引↓）	◎
亜急性期～回復期 抜管後	嚥下ー	伸展	△	◎	◎	◎
	嚥下＋	中間位 前推位	×	△	◎	◎

VS：バイタルサイン，FRC：機能的残気量

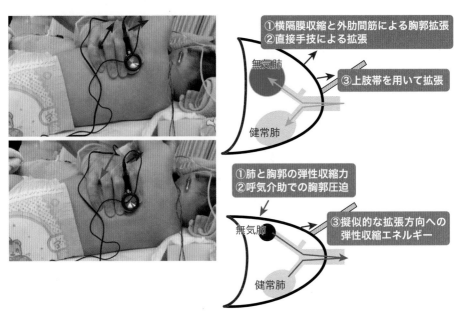

図3　呼吸理学療法施行時の体位，呼吸介助中の聴診

完全側臥位で背側を開放することで上側胸郭は完全に重力から解放されるため，胸郭拡張手技で胸郭が広がりやすくなる。胸郭を把持した第2と3指で聴診器を胸郭に密着させた同時聴診法により，呼吸介助中の肺音がリアルタイムに聞け，操作のタイミングや強度の調整がしやすくなる。
＊肩関節の制限がある場合でも，広背筋と大胸筋などの筋緊張が得られれば，操作は可能である。
　また，低緊張な場合は肩甲帯ごと持ち上げる。

させる。人工呼吸管理下では加湿器とは別に呼吸器回路に取り付けられるネブライザが使用可能だが，新生児未熟児では細い気道が加湿の結露により容易に閉塞を起こすため，呼吸器の加湿器の温度や湿度設定を至適に調整したり回路の結露対策を徹底することを優先すべきである。抜管後では薬剤の添加いかんにかかわらず，線毛機能が正常になるまでは乾燥は避けるように注意を要する。

②実施中の酸素化の保証：吸入酸素濃度を調節し，分泌物の排出時や吸引時に肺内の残気量も呼出させるため，酸素飽和度低下（desatration）が予測される場合は調整しておく。

③呼気介助の前の吸気量増加：用手バッグ加圧による陽圧換気，徒手での吸気介助などにより吸気量を増すことで，呼気流量を増やす。呼気終末陽圧（positive end-expiratory pressure：PEEP）および高濃度酸素が必要な場合は，ジャクソンリース回路を用いる。在宅などではアンビューバックで容量増加を行うが，オプションにPEEP弁が取り付けられるものもある。

④「同時聴診法」によるモニタリング：呼吸介助と同時に聴診器を胸郭にあてて「同時聴診法」を用いる。「同時聴診法」では，排痰手技実施中に生体モニタとは異なる肺内の音響情報がリアルタイムに入るため，習熟すると吸気と呼気のタイミングが患児の呼吸タイミングに先行して誘導することが可能となる。胸郭操作時の自発呼吸とのファイティングや不快感による酸素飽和度低下などによるアジテーションが予防できるだけでなく，自発呼吸に同調することでより大きな吸気・呼気量が操作可能となる。

(3) 各手技

①胸郭拡張手技と全周期呼吸介助：排痰したい肺野側の上肢帯と胸郭を把持し胸郭拡張手技を加え，引き続き呼気介助を行うことで「全周期呼吸介助」を行う。呼吸数が多い場合は2〜3呼吸の間に拡張手技を加え，その後同様に2〜3呼吸に対し呼気圧迫法を実施する（低速呼気介助法）。

②実施時間：直接操作は時間ではなく，聴診で分泌物音（低音性断続性ラ音）や触診によるラトリングが気管に発生したら，咽喉気道なら吸引により回収する。吸引チューブの変更でも通常の吸引では回収困難な場合は，気管支鏡によるファイバー吸引が適応となる。徒手や機械的排痰を組み合わせて末梢の分泌物を移動させ，吸引を繰り返す時間は20〜60分であるが，終了はバイタルの変化や患児の体力，呼吸状態

の改善などをみながら適宜調整する必要がある。1回の吸引後に酸素化が10％以上低下し，回復時間が5～10分，あるいは1時間以上かかる場合もあるため，中止や終了，再開，1日の排痰回数などは主治医，病棟看護師やPTなどの施術者が随時話し合う。

③咳嗽介助：分泌物音が中枢気道で聴取されたら吸引回収が可能な領域まで移動させるため，咳嗽介助を行う。基本事項で解説した吸気介助を十分に行い，咳嗽反射が有効でない場合は弱い咳嗽と同期して呼出を介助する。咳嗽反射が消失している場合は吸気介助，あるいは用手バッグ加圧直後に胸腹部を圧迫する。咳嗽反射がないと声門閉鎖や気管縮小による爆発的な呼気流は発生しないが，声門開大のまま呼気流を増加させるハフィングとなり，繰り返すことで十分に有効な分泌物移動が可能である。

> **ポイント**
>
> 　気管攣縮が消失し，側臥位や腹臥位でのバイタルサインの悪化が許容範囲となったら，積極的な排痰が可能となる。姿勢管理や，排痰手技が有効に働くように呼気フローが増加するような換気設定に切り替えるか，high PEEPから4～6 cmH$_2$Oでの圧格差をつけたジャクソンリースでの用手加圧を用いる。

文献
1)　稲員惠美：呼吸管理中のケア　呼吸理学療法．周産期医 49：563-567, 2019

姿勢管理

酸素化あるいは積極的排痰を目的に姿勢変換を実施する場合は，以下のとおりとする。

・主体位：最も呼吸状態が改善する体位としてバイタルサインが最も安定する姿勢，および主要問題となる肺野の呼吸音が最も改善する姿勢と肢位

・副体位：主体位の次に呼吸状態が改善する姿勢で，主体位の次にバイタルサインが安定し，主体位中に換気低下が起こり得る部位が有利になる姿勢と肢位

これらの体位を組み合わせて必要に応じて割合を調整するが，左右差が強い場合はどちらか一方のみの姿勢となることもあり得る。

機械的排痰法

末梢からの分泌物移動：IPVを単独あるいは徒手排痰法と併用して用いる。注意点として人工呼吸器の換気条件が高い場合は，IPVの付けはずしや安全な駆動条件が酸素化に追いつかない場合があり，担当医と短時間から試す。高濃度酸素が禁忌となる場合を除き，酸素配管での使用を推奨する。さらにNOが必要な場合はフロー調整ができないため，適応は困難である。新生児・小児急性期に用いる場合，低圧と高振動数で数十秒の短時間使用と徒手排痰を併用すると効果的に排痰できる。

静岡県立こども病院におけるIPV設定

		作動圧 (psi)	気道圧変動 (cmH$_2$O)	MAP (cmH$_2$O)	サイクル (c/m)	施行時間
新生児 (2.5〜3 kg)		15〜20	5〜12	5〜10(呼吸管理中 のMAP以下)	300〜400	20〜60秒
急性期 (>3 kg)	挿管中	15〜24	5〜12	5〜13(呼吸管理中 のMAP以下)	250〜400	20〜60秒
	マスク	25〜35	5〜20	10〜15	250〜300	10〜30秒
慢性期 (>3 kg)	気切	18〜22	5〜12	5〜10	250〜400	1〜2分
	マスク	30〜40	5〜20	10〜15	200〜300	20〜60秒

気道圧変動：IPV1Cのアナログ表示における圧変動の幅を示す
MAP：IPV1Cおよび2Cのデジタル表示のMAPを表す
稲員恵美：呼吸管理中のケア 呼吸理学療法. 周産期医 49：563–567, 2019[1]

> **ここに注意！**
> IPVをガス配管で使用する場合は送気が22〜25℃前後の低温であるため低体温に注意し，多量の送気と合わせて絶対湿度が低くなるため分泌物が硬い場合は別に加湿の工夫が必要となる。

機械による咳介助（MI-E）

早産・低出生体重児・新生児の使用報告はないが，長期入院や在宅での使用は7か月以上の児で報告を認める。MI-Eは中枢気道から吸引可能な部位への移動を吸気と呼気の急激な強制換気により行う機器であるが，細くて脆弱な気道への強い陰圧はリスクが高い。重度な気管軟化症では禁忌となるが，安全で有効な排痰のために気管・気管支軟化症が疑われる場合は気管支鏡で確認し至適圧を設定する。

7. 人工呼吸器の点検

小瀧 崇行

　新生児用人工呼吸器は機種ごとに特徴を持った機能がある。それらを活用することにより患児に合った呼吸補助を行うことができ，挿管時間の短縮ができるようになってきている。しかし，使用中の故障や取り扱い不備によるトラブルが生じると重大な合併症を引き起こす危険性がある。安全に人工呼吸器を使用するためには正しい操作方法を理解することが必要であり，さらに使用中は定期的に点検を実施することが極めて大切である。

使用中点検機器

　人工呼吸器の使用中は外観に異常がなく，換気やアラーム設定が正しく行われ，設定どおりに動作しているか点検してチェックリストに記録を行っていく。また，加温加湿器など付属しているすべての機器も設定どおりに動作していることや，呼吸器回路などの構成部品に汚れや破損などの異常がないことを確認し記録をする。

準備・物品

　呼吸器チェックリスト参照（表1）。呼吸器チェックリストは患児ごとに紙媒体または電子機器で準備し，ファイリングを行う。

点検の実際

1) 外観点検（図1）

①人工呼吸器の本体，表示モニタやランプ，ダイヤルノブやスイッチ，ケーブルなどに破損がないことを確認する。

②電源プラグが非常用電源に接続されていることを確認する。

③人工呼吸器の酸素・空気ホースアセンブリに破損がなく，緩みなく呼吸器に接続されていることを確認する。

④吸気・呼気フィルタ，人工呼吸器の冷却ファンフィルタなどのフィルタ類に汚れや破損がないことを確認する。

表1　呼吸器チェックリスト例

	日付			
	時間			
外観	機器の破損がない			
	非常用電源への接続			
	ホースアセンブリの状態			
	呼吸器回路の状態			
	フィルタの状態			
加温加湿	加温加湿器電源・動作			
手動換気	ジャクソンまたはアンビューバッグ			
換気設定	使用機種			
	モード			
	換気回数			
	最高気道圧			
	換気時間			
	サポートモード			
	サポート値			
	PEEP（cmH$_2$O）			
	F$_I$O$_2$（0.21 ～ 1.00）			
	NHF Flow（L/分）			
動作確認	換気回数			
	最高気道内圧			
	1回換気量			
	NIV Leak（L/分）			
アラーム設定	換気回数上・下限	/	/	/
	圧上・下限	/	/	/
	分時換気量上・下限	/	/	/
	アプニア時間			
	確認者			

ここに注意！

呼吸器チェックリストは，原本を患児カルテに，写しを人工呼吸装置の管理台帳とともに保管する。チェックリストの写しは，3年間もしくは有効期間に1年を加えた年数保管する。電子保存する場合，真正性・見読性・保存性の3つの基準を守る必要がある。

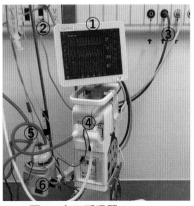

図1　人工呼吸器 Servo-n

⑤呼吸器回路の吸気・呼気回路が正しく接続され，呼吸器回路やウォータートラップの破損や汚染，結露による水の貯留がないことを確認する。また，閉鎖式吸引チューブの交換時期の確認を行う。

⑥加温加湿器の本体・ケーブル類に破損がなく，呼吸器回路に正しく接続され，設定温度や湿度で安定していることを確認する。また，自動給水用の滅菌蒸留水と加湿チャンバ内の水位を確認する。

・呼吸器トラブルに備え，バッグバルブマスクまたはジャクソンリースが設置され，酸素チューブが酸素流量計に接続されていることを確認する。

2) 換気設定（図2）

設定モードや換気回数，最高気道内圧，吸気時間，サポートモード，サポート値，PEEP，F_1O_2，n-CPAP や HFNC の場合は設定流量などが医師の指示どおりに設定さ

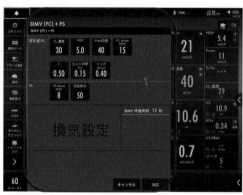

図2　換気設定確認

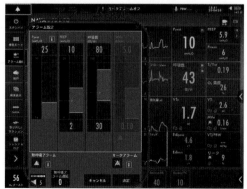

図3　アラーム設定確認

れていることを確認する。

3) アラーム設定（図3）

換気回数上・下限，圧上・下限，分時換気量上・下限，アプニア時間などが医師の指示どおりに設定されていることを確認する。

4) 動作確認

・人工呼吸器の患児モニタリング数値で換気回数，最高気道内圧，分時換気量，1回換気量，リーク量などから患児呼吸状態が正常かの動作確認を行う（図4）。また，グラフィックを使用して呼吸状態を確認する（図5）。

・人工呼吸器のアラーム履歴を確認し，異常なアラームが発生していないか確認する。また，グラフトレンドやログを確認し，過去の呼吸状態を確認する（図6）。

・患児の胸の動きから呼吸状態を確認する。

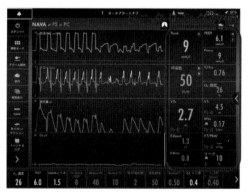

図4　モニタリング数値

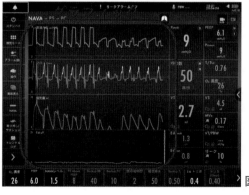

図5　グラフィック

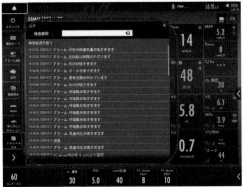

図6　ログ

　人工呼吸器点検中に見受けるトラブルのひとつとして，呼吸器回路が環境要因により冷やされてしまい，回路内に過度な結露が貯留していることがある（図7）。吸気回路に過度な結露が生じると送気中の水蒸気量が減少してしまい，気道の線毛運動が低下し分泌物が貯留しやすくなる。さらに低い送気温は体温低下をきたすおそれもある。トラブル対策として，呼吸器回路に保温材を巻くことなどで回路温度の低下と結露を予防することができる（図8）。

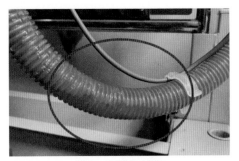

図7　回路内結露

　また，エアコン空調などの環境要因によって加温加湿器の温度が設定どおりに上がらないことがある。空調のあたらない場所に移動させることや加湿チャンバに保温材を巻くこと（図9）などで改善できることがある。

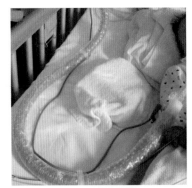

図8　結露対策

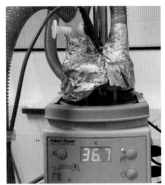

図9　温度低下対策

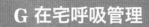

G 在宅呼吸管理

1. 在宅酸素療法

鶴田 志緒

在宅酸素療法指導管理料には高度慢性呼吸不全，肺高血圧症，慢性心不全，チアノーゼ型先天性心疾患，重度の群発頭痛が保険収載されており，新生児領域では新生児慢性肺疾患で適応となる例が多い。急性期を脱して全身状態がよく，呼吸以外の点では退院基準を満たし，少ない酸素投与量（おおむね1 L/分以下）で呼吸状態が安定している患児に対して在宅酸素療法導入を検討する。新生児慢性肺疾患では通常2〜3歳頃までに酸素療法を終了できる例が多い。酸素療法の管理では原疾患の病状に加え，患児の発達段階や家族の生活様式にも気を配る必要がある。また，管理が長期間にわたることが多く，保護者の理解とモチベーションを維持するための工夫も必要である。

適応

在宅酸素療法の保険適用（平成30年4月時点）

1) 高度慢性呼吸不全例：動脈血酸素分圧55 mmHg（SpO_2 88%）以下，または，動脈血酸素分圧60 mmHg（SpO_2 90%）以下で睡眠時または運動負荷時に著しい低酸素血症をきたす症例

2) 肺高血圧症

3) 慢性心不全：ニューヨーク心臓協会（New York Heart Association：NYHA）心機能分類Ⅲ度以上で睡眠時のチェーンストークス呼吸があり，睡眠ポリグラフィで無呼吸低呼吸指数が20以上であることが確認されている症例

4) チアノーゼ型先天性心疾患

5) 重度の群発頭痛：1日平均1回以上の頭痛発作を認める症例

※本稿では新生児慢性肺疾患に対する在宅酸素療法として，1)（あるいは1) ＋ 2)）の適応であることを前提とする。

準備

・在宅酸素療法の適応を確認する

・家族の教育

理解および協力を得る，使用機器の取り扱いを家族に指導する。

- ・機器の選定
- ・酸素供給源

　酸素濃縮装置または液体酸素のレンタル手配（表1）

- ・モニタリング（パルスオキシメータ）
- ・呼吸器感染予防

　クラリスロマイシン　5 mg/kg/日　分1〜2内服　入院中に開始

- ・社会資源の活用（小児慢性特定疾患など）

物品

1. 酸素濃縮器または液体酸素（表2）

　酸素濃縮器は空気中から酸素を取り出し濃縮して患者に供給する装置で，取り扱い

表1　酸素濃縮装置のレンタル契約に含まれる内容

ハード面	・酸素濃縮装置
	・携帯用酸素ボンベ（複数可）
	・ボンベ付属品（バッグ，カートなど）
	・酸素供給カニュラ
ソフト面	・機器設置，引き取り（患児宅）
	・24時間対応体制
	・機器定期点検
	・携帯用酸素ボンベの配送

表2　酸素濃縮器と液体酸素

	メリット	デメリット
酸素濃縮器	・機種が多い ・装置が比較的小さい（ポータブルで2.5 kg程度，据え置き型で10〜25 kg程度） ・操作が簡便 ・キャスター付きのものは居宅内での装置の移動が容易	・酸素濃度がF_IO_2 0.9〜0.95とやや低い ・電気代がかかる ・フィルタ交換などのメンテナンスが必要 ・携帯用酸素ボンベが重い（2〜5 kg程度） ・携帯用酸素ボンベの交換が必要
液体酸素	・F_IO_2 1.0に近い極めて高濃度の酸素投与が可能 ・電気代がかからない ・子機が軽い（酸素充填時重量1.6 kg）	・機種が限られている ・本体装置が大きく重い（HELiOS™：高さ85〜95 cm，酸素充填時重量65〜77 kg） ・本体装置への酸素の補充が必要（おおむね4〜6週間ごと） ・子機使用時には毎回直前に充填が必要

表3 新生児〜小児領域で比較的よく使用される酸素濃縮器(3L器)の比較

機種	製造販売元	サイズ（cm）	重量	キャスター・移動	その他の特徴
ハイサンソ3S	帝人ファーマ	高さ 50.8 cm 幅 34.5 cm 奥行 34.2 cm	17 kg	4輪 本体を手で押す	
小夏3SP/さざなみ	エア・ウォーター	高さ 59.0 cm 幅 33.0 cm 奥行 29.3 cm	9.9 kg	2輪 取っ手を引き出して牽引可能	さざなみは0.2〜1.0L/分までは0.1きざみで設定が可能
コンフォライフ3SP	フィリップス・ジャパン	高さ 54.5 cm 幅 35.0 cm 奥行 25.0 cm	13.5 kg	4輪 本体を手で押す	
クリーンサンソFH-310	フクダ電子	高さ 54.0 cm 幅 38.0 cm 奥行 29.0 cm	19 kg	4輪 本体を手で押す	

企業が多く，機種が豊富である。装置は比較的小型だが，供給できる酸素流量が多い機種はサイズが大きくなる。新生児領域では通常，3 L器(酸素供給が3 L/分まで)で十分で，流量は0.25，0.5，0.75，1.0，1.25，1.5，1.75，2.0，2.5，3.0 L/分が設定可能なものが多い。キャスター付き装置は居宅内での移動が可能であり，患児の入浴や保護者の家事に合わせて部屋を移動しやすい。機種によっては，旅行用キャリーケースのように取っ手を伸ばすことができ，牽引しやすいものもある(表3)。

　酸素濃縮器の注意点として，供給される酸素濃度が90%前後とやや低いことがあげられる。同じ流量でも酸素100%の病棟配管と酸素濃縮器では患児の酸素化に差が生じる可能性があり，酸素濃縮器を導入する場合には病棟で投与する酸素をF_IO_2 0.9に設定し悪化がないことを必ず確認する。退院数日〜1週間前には実際に導入する機器を病棟でも使用するとなおよい。

ここに注意！
　重量の観点からは，軽量・小型を特徴としたポータブルタイプの酸素濃縮器(2.5〜3 kg程度)もあるが，流量設定が粗く安定しにくいなどの問題があり，新生児〜乳幼児期には使用しにくい。

ポイント
　生活のなかでは，家事の都合などにより患児と酸素濃縮器を同時に移動させなければならない場面も多い。一般的には主に母親が装置を操作するので，移動のしやすさは重要である。

液体酸素はF_IO_2 1.0に近い高濃度酸素投与が可能，電気代がかからない，子機（携帯用）が軽いなどのメリットがあるが，本体装置がかなり大きいため設置場所の問題があり，特に都市部の集合住宅ではあまり現実的ではない。

2. パルスオキシメータ

連続記録が可能で，アラーム機能を持つ据え置き型パルスオキシメータが基本となる。患児の病態や家族のライフスタイルによっては，携行用にハンディサイズのパルスオキシメータを併用することも考慮する。

在宅酸素療法の実際

1. 外来

患児に月1回の通院を指示し，受診日に在宅酸素療法指導管理料を算定する。外来でSpO_2を測定し，また，自宅での夜間睡眠中のSpO_2と脈拍数を保護者から聞き取り，ともに診療録に記載する。その他，指示どおりに酸素療法を行えているか，生活上困っていることはないか，感冒罹患時やレジャーのあった日に変わった様子がなかったか，などについても確認する。

在宅酸素療法では，管理が上手くいっている患児ほどトラブルが少ないために経時的に保護者の緊張感が薄れていく。酸素療法が順調に継続されるためには保護者の持続的な努力と工夫が必要であり，モチベーションを維持するためにも受診ごとに労力をねぎらい，酸素療法によるよい結果を提示する。

2. 酸素流量の調整（図1）

退院時に終日酸素投与の状態であれば，まずは終日のまま流量を0.25 〜 0.5 L/分まで減らすことを最初の目標とする。次に日中の酸素を終了し，夜間のみの酸素投与とする。寝返りをする頃になると活動量が多い時間帯に酸素カニュラを装着することは難しくなるので，日中の酸素化が安定していれば，この時期までに夜間のみの酸素投与に移行できるよう調整する。夜間酸素0.25 L/分以下で安定していれば酸素投与終了

外来管理では，血液ガス分析を施行しなければ高CO_2血症に気づくチャンスはない。慢性的な高CO_2血症では呼吸中枢の炭酸ガス貯留への応答が低下し，激しい運動や潜水で急性呼吸性アシドーシスに陥る危険性があるので注意を要する。

ここに注意！

G-1. 在宅酸素療法

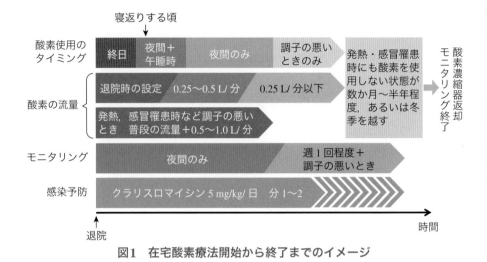

図1　在宅酸素療法開始から終了までのイメージ

を考慮するが，中にはごくわずかな酸素需要が長く残存し微量酸素の終了が期待どおりに進まない患児もおり症例ごとに対応する。

　酸素を減量・中止した場合は，その後の日中の活動性や起床時の様子などを保護者からよく聴取する。乳児では何となく機嫌がよくない，哺乳量が減る，夜間の眠りが浅い，体重増加が緩慢になる，幼児以降では疲れやすく集中力が続かない，日中にすぐ眠くなる，寝起きが悪い，などのことに注意する。保護者の訴えでこのようなことがあれば，SpO_2値に問題はなくても酸素投与量をその前段階へ戻すことを検討する。

3．発熱，感冒罹患時などの対応

　普段と比べ酸素需要が増大することがあるので，保護者の判断でプラス0.5〜1.0 L/分まで酸素流量を上げることができるよう，事前に教育しておく。酸素を増量してもSpO_2値が維持できない，急性期に数日以上にわたり酸素流量を戻せない，感冒罹患を契機に酸素流量のベースが上がり，それが持続する，などの場合には受診を指示する。

4．検査（図2）

　炭酸ガス貯留の有無を評価するため，乳児期は3〜6か月ごと，その後は6〜12か月ごとに血液ガス分析を行う。入院中にKL-6，SP-Dが高値であった患児では，外来でもフォローする。

　画像検査としては，被ばく線量を考慮する必要はあるが1歳半，3歳，就学前を目安に胸部CTを撮影すると管理上参考になる。新生児慢性肺疾患の退院後の画像所見は単

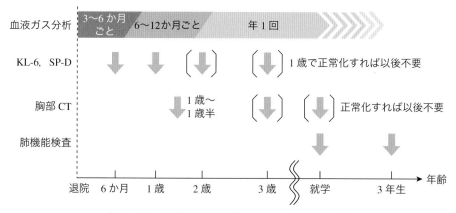

図2　新生児慢性肺疾患児の検査スケジュール

新生児慢性肺疾患で在宅酸素療法を導入した患児のおおよその検査スケジュールを示す。
慢性肺疾患厚生省分類Ⅲ型（Wilson-Mikity症候群）では肺野の気腫像が長期にわたり残存し，
酸素需要が長引いたり慢性的な換気障害（慢性呼吸性アシドーシスパターン）を呈することが
あり，管理が長期にわたる場合がある。

純X線撮影では評価しきれないことも多く，過小評価の危険性がある。画像所見は，
在宅酸素療法に対する家族の理解を深めるためにも有用である。

5. 在宅酸素療法終了とその後

　夜間酸素0.25 Lpm以下で安定していれば日常的な酸素投与を終了することを検討す
る。ただし，この段階では発熱や感冒罹患時などに一時的に酸素需要が増すことがあ
るので，酸素濃縮器は返却せず，モニタリングも継続する。不調時にも酸素を使用し
ない状態が数か月～半年程度続く，あるいは冬季を越えたところで，酸素濃縮器を返
却しモニタリングも終了する。

　重症な新生児慢性肺疾患では幼児期後半頃から高CO_2血症を呈することがある。在
宅酸素療法終了後も半年～1年に1回程度は血液ガス分析を施行し，慢性呼吸性アシドー
シスパターンとなるようであればCPAPなど換気サポートの開始を検討する。

酸素化を評価するのは意外に難しい。SpO$_2$は日中と夜間，覚醒と睡眠など状況によって変動するものであり，平日日中の定期外来で月に1回測定するSpO$_2$が必ずしも患児の酸素化を正確に表すとは限らない。しかし，われわれ医療従事者が在宅酸素療法を管理するにあたり，SpO$_2$測定は最も非侵襲的で，負担が少なく，酸素化を直接的に数値化し，頼りになることもまた確かである。SpO$_2$による評価をより信頼できるものとする方法として，SpO$_2$連続記録解析がある。これは，夜間8〜12時間程度のパルスオキシメータによる脈拍数とSpO$_2$の連続データを取り出し，専用ソフトで解析してそれぞれのトレンドデータとヒストグラムを得るものである(図3)。安定している時期に，1〜2か月ごとにSpO$_2$連続記録解析を行い普段の状態を把握しておき，酸素流量変更後の比較に用いることで酸素療法の精度を高めることができる。

在宅酸素療法の管理目標
①SpO$_2$中央値が95%以上
②異常低酸素発作(図4)がない
③徐脈，頻脈などの脈拍異常がない
④睡眠サイクルが確立されている
上記①〜④を満たす

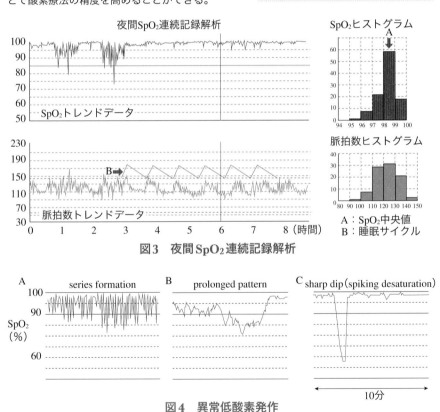

図3　夜間SpO$_2$連続記録解析

A：series formation
B：prolonged pattern
C：sharp dip(spiking desaturation)

図4　異常低酸素発作
A：短時間のうちに何回も繰り返す，短い時間で回復する低酸素発作(10分以内に5回以上，SpO$_2$ 90%未満)
B：一定時間(1〜2分以上)持続するSpO$_2$ 90%未満の低酸素発作
C：SpO$_2$ 80%未満となる重篤な低酸素発作

2. 在宅人工呼吸療法

鈴木 悠

　従来は退院できなかったような医療的ケアを持続的に必要とする児が，さまざまな在宅機器を持ち帰り自宅で過ごすことが近年可能となってきた。なかでもHMVを受ける児は年々増加しており，管理・対応が可能な病院が増えていくことが期待されている。

　HMVを行ううえでの実際的なポイントについて概説する。

適応

　何らかの呼吸障害を有し，退院後も自宅での人工呼吸療法が必要と医師が判断した場合。

HMVにかかわる保険点数

　いずれも入院中には算定できない（退院時1回のみ算定可能），外来では月1回算定可能。

①在宅人工呼吸指導管理料：2,800点

　長期にわたり持続的に人工呼吸に依存せざるを得ず，かつ，安定した病状にあるものについて，在宅において実施する人工呼吸療法をいう。

　睡眠時無呼吸症候群の患者は適応とならない。

　＊関連物品（蒸留水や回路・マスクなど）はこの診療報酬からまかなう

②人工呼吸器加算（陽圧式，陰圧式，人工呼吸）

1) 陽圧式人工呼吸器：7,480点　気管切開口を介した陽圧式人工呼吸器を使用した場合

2) 陰圧式人工呼吸器：7,480点　陰圧式人工呼吸器を使用した場合

3) 人工呼吸器　　　：6,480点　鼻または顔マスクを介した人工呼吸器を使用した場合

③在宅療養指導管理材料加算（乳幼児呼吸管理材料加算）：1,500点

　6歳未満の乳幼児に対して，在宅酸素療法指導管理料，在宅人工呼吸指導管理料，又は在宅持続陽圧呼吸療法指導管理料を算定する場合に，専用の経皮的動脈血酸素飽和度測定器又はその他付属品を貸与又は支給した時に算定する。

　＊パルスオキシメータを使用する場合に算定する

準備

1)病院での準備

・呼吸器設定を決める

副設定が必要かどうか，酸素は必要か，アラーム設定はどうするか。

・使用時間を決める(終日，入眠時のみ，食事・哺乳時はどうするか，通院時はどうするか，など)

家庭環境から継続可能な使用時間が望ましい。

・呼吸器を決める

・必要な物品を決める

①呼吸器に使用する蒸留水は本来管理料のなかに含まれているものであり，管理病院が渡すことが望ましい

②他に医療デバイスを使用するのであれば，保険点数と各病院の決まりに従い必要物品を決める

③気道クリアランスのための物品が必要かどうか

④小児慢性特定疾病児童手帳や福祉サービスの申請なども併せて行う

・管理病院を決める

在宅人工呼吸療法指導管理料を算定する病院に月1回受診が必要。

＊軽微な感冒や予防接種を近医で行う場合には紹介状の作成

＊レスパイト入院を行う患児ではその施設との連携

2)家庭の準備

・自宅環境の整備

①呼吸器を置く場所，患児の寝る場所，終日使用であれば家のなかで持ち運び可能な動線が確保できるか

②環境温度(低いと結露しやすい，冷暖房が直接あたらないようになど工夫が必要)

③終日使用では外出時どうするのか(ベビーカーに載るのかなど)，車での移動の際の電源・加湿の問題

・家族への指導

①呼吸器の取り扱い，アラーム対応，加湿レベルの変更

②状態悪化時にマスク＆バッグ換気が必要となるケースでは，心肺蘇生法の指導と自己膨張式バッグの購入

表1 在宅使用可能なNPPVマスク

写真	商品名	会社	サイズ展開	ワンタッチ着脱	特徴
	NeoQ	イワキ	S, M, L	×	マスクの高さが低い, 5点固定
	Cirri	イワキ	S, M, L	○	額パッドのフレーム角度の調整可能, ジョイントは回転可能
	レスピレオ Soft	アイ・エム・アイ	XS, S, Child	Childのみ○	5支点のヘッドギア
	MiniMe2	アイ・エム・アイ	S/M, M/L	×	変形可能, ジェルクッション
	ウィスプ小児用ネーザルマスク	フィリップス・ジャパン	1つにマスク3サイズが標準で付属(S/M/L)	○	ジョイントは回転可能 マスクの根本で回路をはずすことが可能

マスクとヘッドバンドの組み合わせ例(メーカー推奨ではない)
・Cirri マスク+フィリップス・ジャパンパフォーマックスヘッドギア(加工必要)(図1)
・MiniMe2 マスク+フィリップス・ジャパンパフォーマックスヘッドギア(加工必要)
・MiniMe2 マスク+Cirri ヘッドバンド
など, 頭部のフィッティングが最適となるようにヘッドバンドの調整なども必要である。

③可能であれば主たる介護者ともう1人に指導することが望ましい

物品

1)機器の選択

　基本的には各病院で扱っているもののなかから, 決定した呼吸管理方法に沿うものを選ぶ。終日使用する場合には, 移動の際に持ち運べるかどうかなども併せて機器を

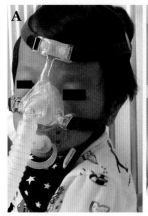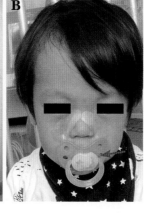

図1　NPPVマスク実際の装着
　　写真
A：眼・耳にかからない
B：鼻周りが発赤しやすい患児では
　　皮膚保護剤を貼付

表2　NPPVマスクの種類と特徴

	種類		
	鼻マスク	フェイスマスク （口鼻マスク）	トータルフェイスマスク （フルフェイスマスク）
フィッティング	やや難しい	→	容易
死腔	小	→	大
開口の影響	あり	なし	
吸引・飲食など	マスクしたまま可	マスクをはずす必要あり	

選択する。

2）マスクの選択

　非侵襲的陽圧換気（noninvasive positive pressure ventilation：NPPV）の場合はいか
に適切なマスクを選択するかが重要である。

（1）NPPVマスクの種類（表1，図1，表2）

　それぞれのマスクの特性を理解して最適なマスクを選択する（表1，図1）。自分でマ
スクをはずすことができない状態の患児では，マスク内への嘔吐などによる窒息を避け
るため，原則鼻マスクまたはトータルフェイスマスクを使用するなど工夫が必要である。
　表2にはNPPVマスクのうち，新生児〜小児領域で在宅使用可能な鼻マスクの代表

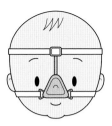鼻翼が完全に
入り鼻孔を塞
がないもの

上口唇にうっすらかかる
くらいまでは問題ない。
哺乳しているときではそ
のまま飲めるか確認

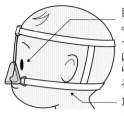目にかからない
ように

つめものなどせず
に全体的にしっか
りとフィットしてい
るのが理想的

耳にかからない
ように

図2　NPPVマスクフィッティングのポイント

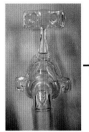 + 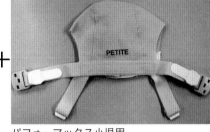 =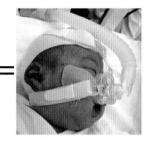

Cirri ネーザル
ミニマスク

パフォーマックス小児用
ヘッドギア XXS（フィリップス・ジャパン社）

図3　マスクとヘッドバンドの組み合わせ使用例（メーカー推奨ではない）

を示している。マスクの形状，特に内径は各マスクで大きく異なるため注意が必要で
ある。

　図2のように基本的には目にかからず，上唇に接する程度までの長さで，鼻翼をつ
ぶさず，使用時にリークが多すぎないもの（リークは40未満が望ましい）を選択する。
マスクは合うがヘッドバンドは頭の形に合わないなどがあればヘッドバンドのみ変更
することも検討する（図3）。

(2)NPPVマスク導入や装着継続困難な場合の対処方法

①CPAPモードで嫌がる場合

　S/Tモードで圧差を2程度つけると吸気しやすく受け入れられることがある（高圧相7，
低圧相5，吸気時間0.6 〜 0.8など）。

②接触過敏（口や顔を触られるのを嫌がるなど）

　鼻マスクからトータルフェイスマスクへの変更，導入まで時間をかけることができ
る場合には口の周りを刺激したり，帽子やマスクに慣れさせたりしてからつけてみる
など。

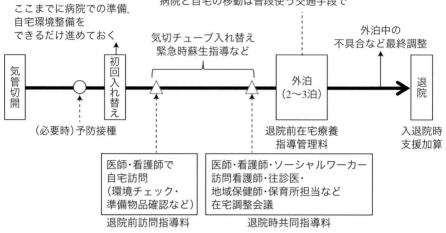

可能な限り日常を過ごす（父は仕事，きょうだいは保育所など）
1日は訪問看護が入る
病院と自宅の移動は普段使う交通手段で

ここまでに病院での準備，
自宅環境整備を
できるだけ進めておく

気切チューブ入れ替え
緊急時蘇生指導など

外泊中の
不具合など最終調整

気管切開

初回入れ替え

外泊
（2〜3泊）

退院

（必要時）予防接種

退院前在宅療養
指導管理料

入退院時
支援加算

医師・看護師で
自宅訪問
（環境チェック・
準備物品確認など）

医師・看護師・ソーシャルワーカー
訪問看護師・往診医・
地域保健師・保育所担当など
在宅調整会議

退院前訪問指導料

退院時共同指導料

図4　退院までの流れと算定可能な診療報酬

③マスク周囲の発赤

リークが少なすぎる（20未満など）場合にはバンドを緩める（寝入って動きが少なくなったら緩めるなど）。マスク周囲にワセリン外用・皮膚保護剤使用など。

④眼の乾燥

点眼薬の使用

⑤鼻閉

マスク装着前の吸引，加湿レベルの調整

管理の実際（図4）

1）呼吸器導入から退院まで

図4は気管切開＋在宅人工呼吸療法を必要とした患児の，気管切開手術終了時から退院指導〜退院までの流れである。

当院では原則両親のいずれかの付添のもと，気管切開＋在宅人工呼吸療法の患児では，気管切開術後安定期から退院までおよそ1か月前後を要する。NPPVのみの場合は指導とNPPV装着下での呼吸機能評価を含め，おおむね4泊5日程度で退院としている。

いずれのケースでも，呼吸器導入前に，家族関係（職場や他に手伝いに来られる人が

いるのかなど)・集団保育の状況/希望，自宅環境(コンセント位置を含めた自宅見取り図，家族の寝る場所や階段/エレベーターの有無，エアコンの有無・位置など)，移動手段(自家用車であればチャイルドシートを装着した場合の呼吸の安全性評価，ベビーカーであれば呼吸器や他の物品が載せられるのか，その状態で家の往復が可能なのかなど)，必要であれば地域の保健師との連絡，訪問看護・医療の必要性などを詳細に検討することが必要である。

2)定期外来(基本は月1回の受診)

外来受診時に行うことは以下のとおりである。

(1)患児の診察

(2)呼吸器装着状況の確認

・終日装着では呼吸器のアラームの履歴や動作状況を確認，あればSDカードから呼吸器の情報を取得

・夜間装着のみの患児では呼吸器情報の入ったSDカードを持参してもらい確認

・NPPV使用患児では，体格が変化するにつれてマスクサイズの変更や設定変更が必要となるケースも多い

(3)必要物品(蒸留水や消毒関連物品など)の補充

(4)管理料・加算

> **ポイント**
>
> 　在宅での呼吸器使用は家族にとっては大きな負担であることを理解する。年齢が上がって装着を嫌がったり，家庭環境の変化などで装着が困難となるケースも多い。なぜ装着が必要なのかを理解していても，泣き叫ぶ患児や睡眠不足と闘っている家族も多い。
> 　ただ，「つけなさい」と指導するだけでなく，どのようにすればつけやすいのか(夏は加湿が高いと暑くてつけにくくなることがある，体格の変化によりマスクフィッティングの変更や設定変更が必要となることがある，など)をともに考えることでコンプライアンスが向上することが多い。親が「もうだめ，やらない」とあきらめてしまわないように，ていねいな外来診察を行うことが重要である。

3. 在宅気管切開管理

小寺 孝幸

新生児・小児領域での在宅気管切開管理には，気道の成長，後の発声獲得などの小児特有の特徴がある。これらの特殊性や在宅で使用する物品の特徴，在宅管理で起こり得る合併症やその対応を十分に理解し，管理を行う必要がある。気管切開の原因となった気道病変の改善が見込まれる症例では4歳までの発声獲得，6歳（就学）までの気管切開離脱を目標とする。

適応

気管切開による気道確保により患児の全身状態が十分に安定していること，また家族に在宅移行の意思があることが適応条件である。在宅移行後もただ漫然と気管切開管理を継続するのではなく，気管切開の原因となった気道病変の改善が見込まれる症例では長期的な見通しとして，「4歳までの発声獲得，6歳（就学）までの気管切開離脱」を目標において在宅管理を行っていく。

準備

気管切開児の在宅への移行にあたっては以下の準備をしておく必要がある。

・適切な気管切開管理物品の選択

・家族への在宅手技の指導

・社会資源の確保

小児慢性特定疾患，特別児童扶養手当，身体障害者手帳などの利用できる制度の確認・申請準備，利用できる訪問看護ステーションの確認

・在宅管理に必要な機器の準備

支給する医療材料の確認，吸引器やパルスオキシメータの購入やレンタル

・緊急時の受診・連絡体制の確認

かかりつけ医や行政への情報提供，自宅が遠方の場合は周辺の救急対応病院の紹介

・NICU退院前の多職種カンファレンス

医師，看護師，ソーシャルワーカー，訪問看護師，保健師などと家族を含めた多職

物品

1）気管切開チューブ

カフの有無，材質，チューブの径や長さなどを参考に，最も適したチューブを選択する。

（1）カフの有無

通常小児の場合，気管壁の脆弱性や肉芽形成の予防の面からカフなし気管切開チューブを第一選択とする。ただし，喉頭からのたれ込みが多い場合や陽圧換気で高い圧をかける必要がある場合は，カフ付き気管切開チューブを選択する。カフ圧は20 cmH$_2$O程度が至適だが，在宅でのカフ圧測定が難しい場合は，パイロットバルーンのおおよその硬さで指導する。

（2）材質

材質は大きく，シリコン，ポリ塩化ビニル，シリコンを金属製のラセンで補強したものの3種類がある。それぞれの特徴を表に示す。柔軟性，耐キンク性（圧迫による内腔狭窄の起きにくさ）などの特性を理解し，病態に合わせ最も適したものを選択する。

（3）チューブ径・長さ

小児は成長に伴い体格が変化するため，定期的にX線や軟性気管支鏡で気管切開チューブのサイズ，位置，角度を確認し，調整を行う。ただし気管切開の離脱が見込まれる場合は，上気道へのリーク気流を増やしていくため気管切開チューブのサイズアップは行わないほうがよい場合もある。また特殊な気管切開チューブとして，柔軟性が高く，長さが可変型のもの（アジャストフィット®NEO，富士システムズ社）があり，既製品では長さ・角度の調整が難しい場合などに有用である（図1）。

表　新生児・小児に用いられる気管切開チューブの材質とその特徴

材質	柔軟性	耐キンク性	代表的製品	備考
シリコン	高	低	コーケンシリコンカニューレ	体動が多い児ではフランジの破損やキンクに注意
ポリ塩化ビニル	低	中	シャイリー気管切開チューブ，ソフィットラブ	長さ，角度などの選択肢が最も豊富
金属ラセン入りシリコン	中	高	ビボナ気管切開チューブ，シルバーラセン入気管切開チューブ	外径がわずかに太いMRI非対応のものがあり

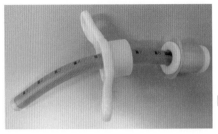

図1　アジャストフィット®NEO
（富士システムズ社）

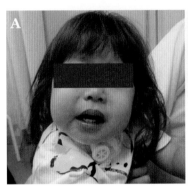

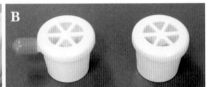

図2　スピーキングバルブSSV/SSVO®
（コヴィディエンジャパン社）

A：写真は家族に同意を得て掲載
B 長谷川久弥：小児在宅医療　気管切開児への対応
について教えてください．周産期医 48：1269–1272,
2018[1]

2）人工鼻

　人工鼻の種類に関しては「B-5．気管切開」の項を参照。在宅にあたっての選択のポイントは，①死腔量，②喀痰による閉塞の頻度が少ない，③はずれにくさ，の3点である。死腔量は体重1 kgあたり2 mL以下を目安とし，使用してみて閉塞頻度やはずれにくさを考慮して選択する。

3）スピーキングバルブ

　スピーキングバルブは，発声を行うための特殊な人工鼻である（図2）[1]。原理については「B-5．気管切開」の項を参照。発声以外に唾液の流入を防ぐ，呼気終末陽圧（positive end-expiratory pressure：PEEP）効果が得られるなどの利点がある。しかし不適切な使用により死亡事故が報告されており導入は慎重に行う。また加湿効果はないため，夜間は使用しないこと，また水の流入のリスクがあり入浴時は使用しないこと，といった注意点を在宅移行前に家族に十分説明し，同意を得て使用する。

管理の実際

1)家族への在宅トレーニング

　在宅移行にあたっては介助者に，(1)気管内吸引，(2)気管切開チューブ交換，(3)気管切開孔周囲のケア，(4)緊急時の対応などについて指導する。

(1)気管内吸引

　適切な吸引長は原則「気管切開チューブの先端を越えない長さ」である(吸引長＝チューブ長＋コネクタの高さ)。また軟性気管支鏡での実測値も参考に適切な吸引長を決定し，指導する。

(2)気管切開チューブ交換

　月に1〜2回，在宅で定期交換を行うように指導する。通常2人で行い，慌てず落ち着いて交換できる準備，体勢を整える(図3)。

(3)気管切開孔周囲のケア

　気管切開孔と気管切開チューブの間には滅菌Yガーゼをはさみ，1日1回は孔周囲のガーゼ交換と切開孔周囲の清拭を指導する。

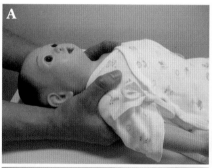
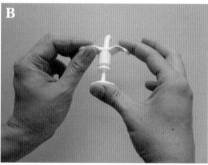
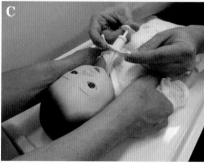

図3　気管切開チューブの挿入手順

A：介助者は両手を肩の下に入れ，児の頭をはさむようにして軽く後屈させ，気管切開孔が真上に向くように固定する。
B：挿入者は，左手でチューブの左側のフランジを持ち，右手はチューブの右側のフランジと挿入用の内筒をはさむように持つ。
C：気道の形に沿ってスナップをきかせるように挿入し，内筒を抜く。

(4)緊急時の対応

　緊急時に備え，家族に自己膨張式バッグによるバギングの手技や胸骨圧迫などの心肺蘇生法について教育しておく。

2)外来でのフォローアップ

　退院後は月に1回，通常の診察に合わせて以下の点を確認し，管理の見直しを行う。状態安定後も半年〜1年に1回は気管内の観察を行うことが望ましい。

(1)問診

・感染のエピソード，救急受診の有無

・痰の性状，吸引頻度

・気管切開チューブの入れ替えはスムーズにできているか

・気管切開チューブの閉塞や計画外抜管のエピソードはなかったか

・不足している医療材料はないか

(2)診察

・気管切開孔周囲の肉芽，皮膚の性状

・軟性気管支鏡による気管内の観察：気管切開チューブ位置，気管との軸，肉芽形成の有無など

3)合併症への対応

(1)気管肉芽への対応

　気管肉芽は，気管切開チューブや吸引チューブによる気管壁の刺激が原因となり生じ，換気不全や出血の原因になる(図4)。対応としては以下があげられる。

・吸引長の見直し：軟性気管支鏡での評価を行い，肉芽を刺激しない吸引長を正確に定める。

・気管切開チューブの先端位置を変更する：肉芽を刺激しないよう気管切開チューブを浅くする，もしくは浅い位置の肉芽形成や肉芽により換気不良をきたしている場合はより長い気管切開チューブにステロイド軟膏を塗布し，肉芽を乗り越えて挿入

ポイント　気管切開児が呼吸不全となる原因で，最も頻度が高いのは計画外抜管である。急変時はまず気管切開チューブが抜けていないかを確認するよう指導する。また在宅で気管切開チューブが挿入困難となった場合を想定して，ワンサイズ小さい気管切開チューブを渡しておき，気管切開孔をガーゼで塞いでのマスク&バッグ手技も指導しておく。

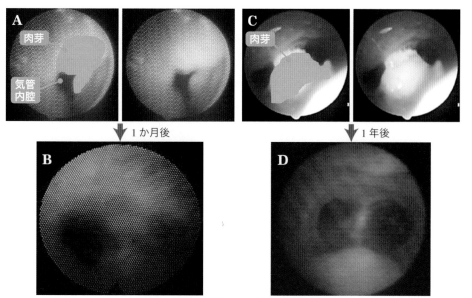

図4　気管肉芽とその対策後の所見

A：気管切開チューブ直下が肉芽により全周性に狭窄している所見あり
B：ステロイド軟膏を塗布したより長い気管切開チューブに入れ替えを行い，肉芽は縮小した
C：重症気管気管支軟化症の児。カフ付き気管切開チューブの直下，気管分岐部やや上方に巨大肉芽あり
D：①肉芽への薬剤投与，②気管切開チューブをアジャストフィット®NEOに変更，③high PEEP療法で肉芽は縮小した

する。短期的に先端を浅くする方法として，気管切開孔と気管切開チューブの間の滅菌Yガーゼ枚数を増やすことも有効である。

・気管切開チューブの種類を変更する：ポリ塩化ビニル素材を使用している場合，より刺激が少ないシリコン素材への変更を考慮する。また気管切開チューブと気管内腔の軸が合っていない場合は角度を変更するか，より柔軟性の高いチューブ（アジャストフィット®NEOなど）に変更する。

・局所への薬剤散布：処置孔付き軟性気管支鏡もしくは軟性気管支鏡の観察下に栄養チューブを肉芽まで誘導し，0.1％エピネフリン0.1 mL＋デキサメタゾン0.1 mLを混合したものを注入後，エアで後押しして肉芽に直接散布する。散布は，原則として1日1回，1週間を限度とし，適宜軟性気管支鏡で効果の評価を行う。

・外科的処置：薬剤散布でも改善がない場合は，レーザー焼灼術などを考慮する。

(2)気管内からの血性分泌物の吸引

原因としては，気管切開孔周囲の肉芽からの出血のたれ込みや気管内の肉芽やびら

んからの出血が主であるが，長期気管切開管理の児では気管腕頭動脈瘻に注意が必要である。気管腕頭動脈瘻は致死的となることも多く，特に長期管理の児では気管内より血性分泌物が吸引される場合は積極的に気管支鏡検査を行い出血点の確認および対策を行う。対策は肉芽への対応に準じて気管切開チューブの位置調整やステロイド塗布，気管支鏡を用いた薬剤散布などを行う。気管腕頭動脈瘻の予防のためには腕頭動脈の拍動部より手前もしくは遠位に気管切開チューブの先端がくるように調整を行う。

4）気管切開の離脱に向けて

　気管切開の原因となった基礎疾患が改善すれば気管切開チューブの抜去が可能となる。以下に抜去までの手順を示す。

Step 1．気管切開チューブ抜去前の上気道評価

　気管切開チューブ抜去前に，必ずもう一度咽頭，喉頭，声門～声門下，気管切開チューブ上がしっかり開存していることを喉頭気管気管支鏡検査で確認しておく。肉芽などによる狭窄があれば抜去前に外科的処置が必要となる。

Step 2．気管切開チューブの抜去

　気管切開チューブを抜去し，気管切開孔はガーゼで塞いでおく。抜去直後は呼吸が安定していても，気管切開孔の収縮に伴い呼吸障害が顕在化する場合もあるため，必ず入院で行う。抜去にあたってはサイズの小さい気管切開チューブを必ずベッドサイドに準備しておき，呼吸悪化があれば気管切開チューブの再挿入を速やかに行えるようにしておく。抜去後は頸部軟X線像で気管切開孔周囲の気道が開存していることを確認する。退院後，切開孔がある間は，湯船への入浴や水泳は控えるよう，十分に指導する。

Step 3．気管切開孔の閉鎖手術

　Step 2後，1年以上呼吸が安定していることを確認してから気管切開孔の閉鎖手術を行う。閉鎖後に縫合部に気管狭窄が起き，呼吸が悪化する場合も経験されるため，閉

ここに注意！

スピーキングバルブの危険性

　スピーキングバルブの最大の欠点は加温加湿効果がなく，気管切開チューブの閉塞リスクが増してしまうことである。慣れてくると患児は進んで装着したがり，吸引回数が減るため家族も好んで使用するようになるが，患児や家族，介護者に窒息のリスクや実際に死亡事故が起こっていることを十分に説明し，覚醒時のみの使用にとどめることを徹底するよう指導する。

鎖術にあたってはこれらのリスクを十分に説明しておく必要がある。

引用文献
1) 長谷川久弥：小児在宅医療　気管切開児への対応について教えてください．周産期医 48：1269-1272, 2018

参考文献
1) 星名　潤：NICU最前線4 お家での呼吸管理が必要なケース．Neona Care 31：1159-1167, 2018

スピーキングバルブの導入手順

　スピーキングバルブの導入は必須ではないが，使用により上気道への気流が増えることで発声練習が可能となり，嚥下機能の向上にもつながるため，上手く導入できれば気管切開チューブの抜去がスムーズに進みやすい。ただし，スピーキングバルブは前述のように不適切な使用で窒息を起こす危険性があり，導入は以下の手順で慎重に行う。

①喉頭気管気管支鏡検査にて上気道を確認

　気管切開孔より上部の気道が開存していること，気管切開チューブと気管の間に十分な間隙が確保されていることを確認する（図5）。気管切開チューブの周囲に間隙が確保できない場合は気管切開チューブをサイズダウンするか，適切な位置に通気孔が開いた気管切開チューブを用いる。気管切開チューブ上に肉芽がある場合は使用前に肉芽に対する処置（レーザー焼灼術など）が必要となる。

②スピーキングバルブを装着し，鼻腔からの気流を確認する。

　薄く裂いたティッシュペーパーなどを鼻腔に近づけ，鼻腔からの気流が常時あることを確認する。

③実際に装着練習を進める

　1回5分程度より装着を練習し，慣れてくれば徐々に装着時間を延ばしていく。呼吸様式の変化に慣れず装着を嫌がる児も多いため，装着は児・家族双方のストレスにならない程度とする。児がテレビなどに集中しているタイミングで装着すると受け入れやすい。

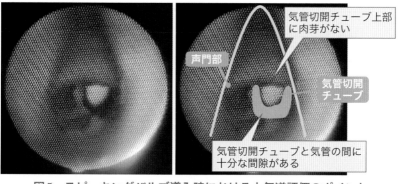

図5　スピーキングバルブ導入時における上気道評価のポイント

4. 在宅モニタリング

鶴田 志緒

呼吸管理を有する児の在宅管理において，モニタリングには重要な2つの意味がある。1つは緊急事態の検出で，患児が危険な低酸素や徐脈に陥ったときにアラームによって観察者に注意を喚起する。もう1つは普段の呼吸状態の把握である。行われている管理が適切かどうかを平時から把握・評価することで，より適切で効果的な呼吸管理が可能となる。

適応

在宅酸素療法，在宅人工呼吸療法(侵襲的・非侵襲的問わず)，気管切開のいずれかを要する児は在宅モニタリングの適応となり得る。特に，新生児期から2〜3歳頃までの幼児期には自身の不調を訴えることが困難であり，モニタリングの意義が高い。在宅で使用可能なモニタリング機器には体動モニタ，心拍呼吸モニタなどさまざまなものがあるが，機器のサイズや取り扱いの簡便性，得られる情報の種類などから，現在のところパルスオキシメータが最も適切である。

保険適用

平成30年度の診療報酬改定で，在宅酸素療法指導管理料および在宅持続陽圧呼吸療法指導管理料について，情報通信機器などを併用した指導管理を評価する観点から遠隔モニタリング加算が新設された。また令和2年改定では，乳幼児呼吸管理材料加算が1,500点となった。

物品

パルスオキシメータの選択

パルスオキシメータには大きく分けて以下の3つのタイプがあり，症例ごとに適切に選択する。居宅内用と外出用に2種類のパルスオキシメータを併用する場合もある。

(1)据え置き型パルスオキシメータ

病棟で一般的に使われるタイプで，SpO_2と脈拍数の連続測定が可能である。SpO_2

表示パネルや操作ボタンがモニタの前面に配置されており，操作性がよい。基本的にはベッドサイドなど定位置に設置するものであり，移動には適さない。

(2)連続測定可能な小型パルスオキシメータ

片手で持てる程度のサイズで，SpO_2と脈拍数の連続測定が可能である。バッテリーで駆動し電源コード不要のため，居宅内外での移動や省スペースの点で有用である。現在，わが国で新生児〜小児に対して使用可能な機種として次のものがある。

・ハンディパルスオキシメータ Model 2500シリーズ PalmSAT™（NONIN社）

SpO_2および脈拍数の連続測定とデータ蓄積が可能で，専用の解析ソフトを用いてデータを解析することができる。単3電池4本で駆動し，新品の電池で24〜48時間程度の連続使用が可能である。

・Nellcor™ PM10N ポータブルSpO_2モニタ（コヴィディエンジャパン社）

SpO_2および脈拍数の連続測定とデータ蓄積が可能で，同社の据え置き型パルスオキシメータとほぼ同等の機能を持つ。一般に提供される解析ソフトはない。据え置き型と2台持ちをする場合に，センサの共有が可能な点が有利である。リチウム電池4本で8〜9時間程度の連続使用が可能である。

(3)スポット測定用の簡易式パルスオキシメータ

手掌に乗るサイズの小型パルスオキシメータで，SpO_2単回測定が可能である。連続測定はできないことが多く，連続モニタリングには適さない。センサは指をはさみ込む形状のものが多い。呼吸管理が安定しており，かつ，呼吸苦など調子の悪さを自覚して行動・表現できる状態の患児が使用するのに適している。大手通信販売業者でも取り扱いがあり安価な装置は数千円程度で購入可能であるが，測定値についての保障が不明確な製品もあり注意を要する。

モニタリングの実際

1)アラーム設定

頻回のアラームは日常生活や保護者の精神を圧迫し，モニタ装着忌避につながる。また，体動による頻繁な誤報は保護者のアラーム慣れを引き起こし，真のアラームを見逃すリスクとなる。そのため，居宅では極力アラームが鳴らないよう最低限の設定とする。設定値は基礎疾患や年齢，呼吸管理法によっても異なるが，乳児で経鼻酸素1L/分程度まで，人工呼吸療法で最大吸気圧が20 cmH_2O程度までの一般的な管理であ

れば，それぞれのパラメータ上・下限を次のように設定すると無理なく管理できる。

・脈拍数　上限：220回/分あるいはOFF　下限：70 ～ 75回/分

・SpO₂　上限：OFF　下限：70 ～ 80％

2）モニタ使用のタイミング

基本的には夜間入眠中のみモニタを使用する。夜間は保護者が就寝しており監視の目がなく，モニタリングの意義が高い。また，日中に比べると体動が比較的少なく，安定した連続データを取得しやすい。新生児期に在宅移行する場合にはモニタ終日使用から開始することもあるが，修正5 ～ 6か月頃の寝返りをする時期を迎えると活動性が上がり，センサがはずれやすくなる。修正8 ～ 9か月を越えると手先を使ってセンサをむしり取ってしゃぶるなどの行動をするようになり，実質的に日中の装着は不可能となる。

3）センサ装着

新生児期から修正1 ～ 2か月頃までは足部，修正2 ～ 3か月以降は体格に応じて第1趾にセンサを装着する。コードと発光・受光部の接続部分が最も脆く体動などによる断線が起こりやすいため，この部分を保護するように固定する。固定が強すぎると低温熱傷や圧迫による皮膚損傷を引き起こすため注意する。

4）保護者のモチベーションの維持

一般的に，保護者が在宅モニタリングに対して期待することは「緊急事態の検出」である。しかし，よりよい管理を行うためには「普段の状態の把握」も重要であり，このことを医療従事者から保護者へ伝える必要がある。

定期外来受診時には入眠中のSpO₂と脈拍数を保護者から聞き取り，診療録に記載する。指示どおりモニタを使用できているか，装着やアラーム対応に困りごとはないか，日常生活に過剰な負荷がかかっていないか，などについても都度確認する。呼吸管理とモニタの取り扱いで保護者にはかなりの負担がかかる。労をねぎらい，モニタリングの有用性を明確に示すことで，保護者のモチベーションを維持するよう努める。連続データを解析した際には必ず保護者にレポートを見せ（場合によっては渡し），治療の根拠を示す。モニタを「見ている」のは保護者だけではなく，担当医もデータ解析などを通して児を「見守っている」ことを継続して伝える。

5）モニタリングの終了

児の呼吸管理が終了する段階に至ればモニタリングの終了を考えるが，呼吸管理を

終えた後にもしばらくの観察期間が必要となることも多い。児の基礎疾患や年齢によっては呼吸管理終了後3～6か月程度モニタリングを継続する。特に秋から冬にかけて呼吸管理を終える場合は，冬季に流行する呼吸器感染症による呼吸状態悪化のリスクがあり，状況が許せば翌春までモニタリングを継続することが望ましい。

　在宅呼吸管理で平時の呼吸状態を把握する方法として，夜間SpO_2連続記録解析がある。これは，夜間のSpO_2と脈拍数の連続データを解析し，それぞれの平均値とトレンドデータを得るものである。データ取得にはインターネットを介して居宅内のパルスオキシメータから病院内のパソコンへデータをダウンロードする方法と，小型パルスオキシメータを宅配便などでやり取りする方法がある。インターネットを介する方法は専用システムを要し容易には開始できないが，小型パルスオキシメータのやり取りによる方法は装置と解析ソフトがあればすぐに行うことができる（図）。定期外来受診時に測定したSpO_2がよいということと呼吸状態がよいということは，イコールではない。夜間の連続データをみることは，隠れた換気不全や低酸素血症を検出するチャンスを得るということである。外来で診察するだけではみつけられないこのような問題を解決することは，児の予後をよりよいものに変える可能性がある。

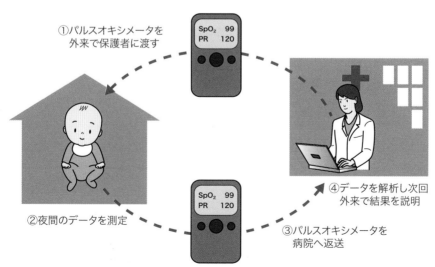

①パルスオキシメータを
　外来で保護者に渡す

SpO₂　99
PR　　120

②夜間のデータを測定

③パルスオキシメータを
　病院へ返送

SpO₂　99
PR　　120

④データを解析し次回
　外来で結果を説明

図　小型パルスオキシメータを用いた在宅モニタリング

索引

*   *   *

しんせい じ こ きゅうかん り
新生児呼吸管理ハンドブック

定　価　3,520 円（本体 3,200 円＋税 10％）
　　　　※消費税率変更の場合，上記定価は税率の差額分変更になります。

発　行　2021 年 4 月 30 日　第 1 刷発行

編　集　長谷川 久弥
　　　　はせがわ ひさや

発行者　株式会社 東京医学社
　　　　代表取締役 蒲原 一夫
　　　　〒 101-0051　東京都千代田区神田神保町 2-40-5
　　　　編集部　TEL 03-3237-9114　販売部　TEL 03-3265-3551
　　　　URL：https://www.tokyo-igakusha.co.jp　E-mail：info@tokyo-igakusha.co.jp

印刷・製本　三報社印刷 株式会社

本書に掲載する著作物の複製権・翻訳権・上映権・譲渡権・公衆送信権（送信可能化権を含む）は
（株）東京医学社が保有します。

ISBN 978-4-88563-728-5

乱丁，落丁などがございましたら，お取り替えいたします。
正誤表を作成した場合はホームページに掲載します。